LE RÉGIME
MÉDITERRANÉEN

*Le Meilleur Programme Alimentaire du Monde.
Les Principes de Base, la Nouvelle Pyramide
Alimentaire avec les Aliments À Privilégier
pour une Vie Saine et en Forme*

Keli Bay

Table Of Contents

Introduction

Le régime méditerranéen est un régime spécifique qui consiste à supprimer les aliments transformés et riches en graisses saturées. Il ne s'agit pas nécessairement de perdre du poids, mais plutôt d'un choix de vie sain. Il s'agit d'ingérer des ingrédients traditionnels consommés par ceux qui vivent dans le bassin méditerranéen depuis longtemps. Leur régime alimentaire n'a jamais changé, ils doivent donc faire quelque chose de bien. Il s'agit d'un régime riche en fruits, en légumes et en poissons. La cuisson à l'huile d'olive est un ingrédient fondamental et remplace idéalement les graisses saturées et les graisses trans. Les légumes et les fruits poussent bien dans la chaleur du continent méditerranéen, il n'est donc pas surprenant que les habitants en dévorent beaucoup. Des études montrent que les personnes qui vivent dans ces régions vivent mieux et plus longtemps. Changer vos propres habitudes alimentaires pour en adopter une qui s'avère être saine est une raison suffisante pour commencer.

De nombreuses études réalisées sur le régime méditerranéen ont donné des résultats encourageants.

Un régime sain pour le cœur. La pression artérielle a tendance à baisser de manière significative avec le régime méditerranéen ; en d'autres termes, c'est un moyen naturel de réduire le risque de maladie cardiovasculaire. Les chercheurs ont découvert que le régime méditerranéen peut réduire les risques d'accident vasculaire cérébral et d'autres maladies vasculaires.

Réduction du risque de certains cancers. En général, le régime méditerranéen met l'accent sur la consommation d'aliments d'origine végétale et la limitation de la viande rouge, des mauvaises huiles et des aliments transformés. Ces habitudes alimentaires peuvent donc offrir une certaine protection contre les maladies malignes. Les habitants des pays méditerranéens sont globalement moins susceptibles de mourir d'un cancer.

Bénéfices neuroprotecteurs. Le régime méditerranéen peut améliorer les fonctions cérébrales et cognitif des personnes âgées (de 15 %). Des essais cliniques ont montré que les personnes qui suivaient ce régime alimentaire étaient moins susceptibles de développer la maladie d'Alzheimer, la démence ou l'insomnie. Une nouvelle étude a révélé que les antioxydants contenus dans le régime méditerranéen peuvent protéger le cerveau et les nerfs, en réduisant ainsi de près de 50 % le risque de troubles neurologiques.

Perte de poids. Le régime méditerranéen est le moyen le plus naturel et le plus délicieux de perdre du poids et de maintenir un pourcentage idéal de graisse corporelle. Les aliments hypocaloriques tels que les fruits, les légumes, les yaourts et le poisson sont largement utilisés dans les pays qui bordent la Mer Méditerranée. Parmi les coupe-faim naturels figurent les haricots, les légumineuses, les poissons gras, les produits laitiers nature et les aliments riches en fibres (presque tous les légumes, les céréales complètes, les pommes, les avocats et les graines de chia). Le gingembre peut également contrôler l'hormone de la faim, la "ghréline". Il a été démontré que la consommation d'une petite quantité de miel réduit l'appétit. Et vous ferez un pas de plus vers la perte de kilos importants !

La longévité. Les principes de base de ce régime alimentaire sont toutefois essentiels à la longévité et à une vie saine. Parmi les autres avantages inattendus, citons la réduction du risque de développer une dépression, la gestion du diabète, l'amélioration de la santé intestinale et une meilleure humeur.

CHAPTER 1:

Le Nouveau Régime Méditerranéen : L'Evolution La Plus Récente

Comme son nom l'indique, le régime méditerranéen est issu des traditions alimentaires des habitants de la région des îles méditerranéennes, comme les Romains et les Grecs. Les habitants de ces régions avaient un régime riche en fruits, pain, vin, huile d'olive, fruits à coque et produits de mer. Malgré les éléments gras de leur régime, les habitants de cette région avaient tendance à vivre plus longtemps et en bonne santé, avec relativement moins de problèmes cardio-vasculaires. Ce phénomène a été remarqué par le scientifique américain Ancel Keys dans les années 1950.

Keys était un chercheur universitaire de l'Université du Minnesota dans les années 1950 qui a mené des recherches sur les habitudes alimentaires saines et sur la manière d'inverser le déclin de la santé cardiovasculaire des Américains. Il a découvert dans ses recherches que les personnes pauvres de la région méditerranéenne du monde étaient en meilleure santé que la population américaine riche, qui avait connu une augmentation récente des problèmes cardiaques cardiovasculaires et de l'obésité. Comparés aux riches new-yorkais, les membres de la classe inférieure de la région méditerranéenne vivaient jusqu'à 90 ans et avaient tendance à être physiquement actifs pendant leur vieillesse. Keys et son équipe de scientifiques ont décidé de parcourir le monde et d'étudier le lien entre le régime alimentaire de la région et la santé des personnes qui y vivaient. En 1957, il a voyagé et étudié les modes de vie, la nutrition, l'exercice et le régime alimentaire des États-Unis, de l'Italie, de la Hollande, de la Grèce, du Japon, de la Finlande et de la Yougoslavie. Vingt ans plus tard, il a publié ses conclusions dans une étude intitulée "The Seven Countries Study".

Les recherches de Keys ont révélé que les choix alimentaires des habitants de la région méditerranéenne leur permettaient de vivre plus longtemps et de rester plus actifs physiquement que les autres populations mondiales. Les Grecs, en particulier, avaient un régime composé de graisses saines comme les produits de la mer, les fruits à coque, l'huile d'olive et les poissons gras. Malgré la quantité de graisses présentes dans ces sources, leur santé cardiovasculaire est restée constante, sans facteurs de risque de crise cardiaque ou d'accident vasculaire cérébral. Son étude a servi de ligne directrice aux États-Unis pour l'établissement de leurs propres normes nutritionnelles, et il a été surnommé le père de la science de la nutrition.

Les travaux de Keys ayant ouvert la voie, d'autres recherches et essais cliniques ont été menés sur le régime méditerranéen, ce qui prouve ses propriétés bénéfiques pour la santé. Non seulement vous perdrez du poids, mais vous pourrez réduire votre taux de "mauvais" cholestérol LDL, abaisser votre tension artérielle et diminuer et stabiliser votre taux de glycémie. En diminuant ces signes de maladie cardiovasculaire, vous pouvez réduire considérablement votre risque de souffrir d'une crise cardiaque, d'un accident vasculaire cérébral ou d'un décès précoce.

Il est important de souligner que le régime méditerranéen ne peut pas à lui seul apporter ces changements à la santé d'une personne. Cela dépendra d'une série d'autres facteurs liés à son mode de vie, tels que la génétique, l'exercice physique, le tabagisme, l'obésité, la consommation de drogues, etc. Une partie de la combinaison du régime méditerranéen consiste à intégrer l'exercice physique dans votre vie. C'est ainsi que l'on passe du "régime" méditerranéen à un "mode de vie" méditerranéen qui imite véritablement les habitants de cette région.

Les Grecs ont tendance à mener une vie active et à pratiquer une activité physique quotidienne. Qu'il s'agisse de la marche, de la voile, de l'aviron, de la natation ou de la randonnée, le fait de combiner cet exercice physique avec un régime alimentaire sain à base de plantes permet d'obtenir des résultats bénéfiques pour la santé. Dans notre environnement actuel, l'activité physique peut se traduire par une séance à la salle de sport ou même par une simple promenade dans le quartier. Il n'est pas nécessaire qu'elle soit très intensive, mais l'important est d'intégrer une forme d'activité physique dans votre journée, afin que vous puissiez vraiment profiter des avantages de ce régime.

Avant de commencer à dresser une liste rudimentaire de ce que vous pouvez et ne pouvez pas manger, il est important de souligner que la région méditerranéenne se compose de nombreux pays qui ont leurs propres choix alimentaires.

Cette diversité s'accompagne d'une grande variété de recettes que vous pouvez intégrer à vos plats, à condition de respecter les principes sains du régime méditerranéen. Cela vous donne un aperçu de base des aliments que vous devriez inclure dans votre liste de courses, et vous pouvez ensuite chercher des recettes à partir de là ! À quoi ressemble le régime méditerranéen de base ?

- Votre alimentation devrait se composer essentiellement de pain complet, d'huile d'olive extra vierge, de fruits et légumes frais, d'herbes et d'épices, de fruits à coque et de graines, de poisson et de produits de la mer
- Vous devriez manger modérément de la volaille, du fromage, des œufs et des yaourts
- Essayez de consommer rarement de la viande rouge et des abats
- Évitez les aliments suivants : snacks transformés, huiles raffinées (huile de colza ou huile végétale), céréales raffinées (pain blanc), boissons sucrées (jus, soda), viandes transformées (hot dogs, saucisses, bacon), graisses trans
- Vous devriez boire de l'eau, du vin

CHAPTER 2:

Les Principes de Base et les Aliments à Privilégier

Cela conduit à une variété de légumes, de fruits, de céréales complètes, de haricots, de graisses saines, de vin rouge, de bœuf et de poisson. Il est considéré comme l'un des régimes les plus sains.

Fruits & Légumes

Les fruits et légumes frais constituent la première partie du régime méditerranéen. La plupart des fruits et légumes sont pauvres en graisses et riches en fibres, ce qui les rend bons pour le cœur. Ils peuvent également contribuer à la perte de poids.

Ils sont également pleins d'antioxydants, qui peuvent aider à réduire l'inflammation et à ralentir le processus de vieillissement.

Les antioxydants comprennent les vitamines A, C, E et K. Ils peuvent aider à éliminer les radicaux libres nuisibles qui peuvent provoquer l'oxydation du LDL, également appelé mauvais cholestérol.

Céréales Complètes

Il s'agit également d'un élément essentiel du régime méditerranéen. Les céréales raffinées ont été dépouillées de leurs nutriments au cours du processus de raffinage, ce qui signifie qu'elles ne sont pas aussi saines que les céréales complètes, qui sont plus nutritives.

L'Utilisation de l'Huile d'Olive

L'huile d'olive contient beaucoup de graisses monoinsaturées, qui peuvent protéger contre les maladies cardiaques car elles maintiennent les niveaux de LDL, le mauvais cholestérol, bas et les niveaux de HDL, le bon cholestérol, élevés. La plupart des repas méditerranéens sont préparés en utilisant généreusement de l'huile d'olive. De plus, dans le régime méditerranéen, la plupart des aliments sont grillés ou cuits au four, ce qui est plus facile à faire avec de l'huile d'olive.

Poisson & Poulet

Le régime méditerranéen comprend souvent une abondance de poisson frais en raison de la proximité de la région avec la mer. Le poisson contient beaucoup d'acides gras oméga-3, qui présentent divers avantages pour la santé du cœur, notamment la réduction des triglycérides, des inflammations et même du cholestérol.

Il existe plusieurs types de poissons, dont le saumon, le maquereau, le hareng, les sardines, la truite et le thon germon. Le poulet peut également être utilisé à la place du poisson pour remplacer la viande rouge. Il n'est pas aussi sain que le poisson, mais il contient moins de graisses saturées et de cholestérol que la viande rouge.

Fruits à Coque

Les fruits à coque non salés sont souvent consommés comme goûter dans les pays méditerranéens. En revanche, les Américains sont plus enclins à opter pour des produits tels que les crackers ou les chips, qui ne présentent aucun avantage pour la santé. Les fruits à coque peuvent également être intégrés aux desserts et aux plats salés.

Les pignons de pin peuvent être utilisés pour faire du pesto maison, et vous trouverez souvent des noix dans la pâte à pain. Les fruits à coque sont une excellente source de graisses monoinsaturées, et ils sont pleins de protéines et de fibres. Elles peuvent également contenir divers minéraux et vitamines, qui contribueront à améliorer votre santé globale.

Vin Rouge

Dans les pays méditerranéens, on consomme de petites quantités d'alcool avec la plupart des repas, notamment du vin rouge. Il a été prouvé que les boissons alcoolisées, comme le vin rouge, ont des effets bénéfiques sur la santé du cœur.

Le vin rouge contient un antioxydant appelé flavonoïdes, qui peut empêcher les dépôts graisseux de se former dans les parois des artères. Même l'American Heart Association recommande un à deux verres par jour pour les hommes et les femmes. Ces boissons ne sont censées être que de 120 ml chacune.

Epices

De nombreuses épices et herbes utilisées dans le régime méditerranéen, dont l'ail, sont également bénéfiques pour la santé. Si ces herbes et épices contribuent à donner du goût aux aliments, leurs bienfaits pour la santé constituent la véritable magie.

Les herbes et épices les plus courantes dans ce domaine sont l'ail, l'anis, le basilic, le laurier, le fenouil, la lavande, le cumin, la menthe, la marjolaine, l'origan, le poivre, le romarin, le sumac, le persil, le thym et l'estragon. Réduire la consommation de sel peut contribuer à abaisser la pression artérielle, qui est également un risque de maladie cardiaque, et ces saveurs aident à réduire votre consommation de sel ? L'ail est un excellent moyen d'épicer votre repas, et vous ne vous rendrez peut-être même pas compte de l'absence de sel !

Produits Laitiers

Les produits laitiers gras, y compris le fromage et le lait entier, sont consommés en petites quantités dans les pays méditerranéens. Cela permet de limiter l'apport en graisses saturées. Toutefois, les fromages traditionnels tels que le fromage de chèvre et la feta sont moins gras que les fromages à pâte dure comme le cheddar, extrêmement populaire aux États-Unis.

Il y a aussi le yaourt, qui est consommé plus fréquemment en étant inclus dans divers plats et desserts et qui est également très sain. Les œufs peuvent également être consommés régulièrement, mais le jaune d'œuf est limité dans ce régime. Le jaune d'œuf doit être limité à quatre par semaine pour vous aider à contrôler votre consommation de graisses saturées. En revanche, les blancs d'œufs peuvent être consommés beaucoup plus souvent.

Légumineuses

L'importance des légumineuses est également soulignée dans le régime méditerranéen. Celles-ci comprennent les haricots, les petits pois, les lentilles et les pois mange-tout. Les légumineuses ont une teneur élevée en fibres et en protéines, ce qui constitue un excellent complément à votre régime.

Aliments à Eviter

Vous devez réduire la viande rouge dans le régime méditerranéen car elle peut contribuer aux maladies cardiaques, mais vous n'avez pas à l'éviter complètement. Avec ce régime, vous n'avez pas à éviter complètement quoi que ce soit, mais il y a certains éléments qui doivent être réduits et consommés avec parcimonie. Lorsque vous voulez manger quelque chose comme de la viande rouge, essayez de choisir une petite portion de viande rouge maigre à la place, et limitez-la à trois ou quatre fois par mois. Voici d'autres aliments à limiter ou à éviter complètement si possible.

Sucres ajoutés : Cela inclut les bonbons, les glaces, le sucre de table et les sodas.

Grains raffinés : Cela comprend les pâtes faites de blé raffiné et le pain blanc.

Graisses trans : On les trouve dans divers aliments transformés, mais aussi dans la margarine *!*

Huiles raffinées : Elles comprennent l'huile de graines de coton, l'huile végétale, l'huile de canola et l'huile de soja.

Viandes transformées : Les hot-dogs et les saucisses transformés en sont des exemples courants.

Aliments hautement transformés : Il s'agit de tout ce qui est étiqueté " diététique ", " faible en gras " ou qui a manifestement été produit en fabrique. Rappelez-vous que vous devez vous concentrer sur les ingrédients entiers et naturels.

Echanger des Aliments

Si vous essayez de suivre un régime méditerranéen, vous devez savoir quels aliments courants peuvent être remplacés par d'autres pour vous aider à garder le cap.

Le beurre : Remplacez-le simplement par de l'huile d'olive.

Le sel : Remplacez-le par une variété d'herbes et d'épices.

La mayonnaise : La mayonnaise peut être remplacée par de la purée d'avocat.

Bière : Il est préférable d'opter pour un verre ou deux de vin rouge, qui a des effets bénéfiques sur le cœur.

Bœuf : Le bœuf n'est pas très bon pour la santé, mais vous pouvez généralement le remplacer par du saumon, que vous trouverez facilement dans la plupart des épiceries.

Les frites : Au lieu de grignoter quelque chose qui n'a aucun avantage pour la santé, choisissez un sac de fruits à coque mélangés. Veillez simplement à ce qu'elles ne soient pas salées.

Confiture ou gelée : Remplacez-les par des fruits frais. Vous pouvez même les réduire en purée dans un robot ménager.

Riz ou pain : Bien que vous puissiez manger du pain de blé entier et un peu de riz dans le cadre du régime méditerranéen, réduisez-en la quantité. Si vous essayez de réduire votre consommation, essayez de remplacer le riz par des légumineuses.

Gâteaux et biscuits : Essayez les légumes et le houmous pour une alternative saine qui réduira votre appétit.

A Emporter

Maintenant que vous savez ce que vous devez et ne devez pas manger, vous devez vous assurer que vous évitez autant que possible les tentations. Débarrassez votre maison des objets trop malsains, surtout au début de votre changement de régime. Il peut être difficile de s'en tenir à un changement de mode de vie. Vous devrez également garder à l'esprit le contrôle de vos portions et commencer à consacrer du temps à l'activité physique, même si ce n'est que vingt minutes par jour.

Meilleurs Conseils

Vous savez déjà que commencer un nouveau régime peut être difficile, et le régime méditerranéen n'est pas différent. Voici quelques conseils qui vous permettront de réussir votre changement de régime.

Au Restaurant

Vous ne pourrez pas arrêter de sortir au restaurant simplement parce que vous suivez un régime, surtout s'il s'agit d'un changement de mode de vie. Bien sûr, vous devez essayer de limiter les sorties au restaurant autant que possible pendant le premier mois de votre changement de mode de vie. Toutefois, lorsque vous sortez manger, commencez par diviser votre repas en deux. N'attendez pas non plus. Vous voudrez diviser votre assiette au moment où elle se présente à vous. Gardez la moitié pour plus tard, et demandez un récipient à emporter si possible. Il est peu probable que vous ayez de la nourriture qui corresponde à votre régime lorsque vous mangez à l'extérieur, donc limiter vos portions est la première étape pour vous assurer que vous ne gâchez pas tout le travail que vous avez fait.

Jamais Sauter le Petit-Déjeuner

Lors d'un régime, sauter un repas peut sembler être une bonne idée, mais ce n'est pas le cas. Le petit-déjeuner est l'un des repas les plus souvent sautés car il est plus facile d'attendre le déjeuner que le dîner si vous sautez le déjeuner. Cependant, sauter un repas, quel qu'il soit, peut mettre votre métabolisme en retard. Il est préférable de garder votre réfrigérateur rempli de fruits et de yaourts pour des petits déjeuners légers qui sont également parfaits sur le moment.

Coupez Vos Légumes

Il est préférable de hacher vos légumes à l'avance afin de pouvoir les utiliser pour des goûters et des déjeuners rapides. Les poivrons, le céleri, les carottes et les concombres sont parmi les meilleurs légumes à avoir sous la main. Ils sont également parfaits pour être trempés dans du houmous, qui est aussi un goûter sain !

Vos Courses Locales

Vous pouvez également vous rendre au marché des agriculteurs de votre région. C'est un excellent moyen d'approvisionner votre maison en légumes de saison qui sont sûrs d'être frais. Cela peut également vous aider à réduire les coûts si vous faites vos achats localement et selon la saison. Vous ne devez pas laisser votre budget être votre frein lorsque vous changez votre mode de vie, et l'achat d'aliments locaux peut vous aider.

Garder les Fruits à Coque et les Graines

Il est tout aussi important de garder des fruits à coque et des graines à portée de main pour une alternative saine aux chips, biscuits et autres aliments transformés.

Les graines de tournesol, les amandes ou les noix sont d'excellents choix. N'oubliez pas qu'elles ne doivent pas être salées non plus !

Utilisez Plus de Fruits

Vous pouvez utiliser les fruits pour le dessert et même ajouter un peu de douceur en les arrosant de miel ou de sucre brun. Les fruits frais constituent un goûter sain lorsque votre estomac a faim, mais l'édulcorant sain ajouté ne doit être utilisé que pour le dessert.

Mangez Plus Lentement

Vous devez savourer vos aliments si vous voulez être sûr de ne pas vous précipiter et de ne pas manger plus que nécessaire. Si vous chérissez votre temps de repas en le partageant avec votre famille et vos amis, vous mangerez plus lentement et consommerez moins de calories. Vous serez également plus enclin à faire un effort supplémentaire pour préparer un repas sain et savoureux, ce qui prend du temps. C'est pourquoi faire participer votre famille est aussi un conseil utile.

Utilisez des Céréales Complètes

Vous savez déjà que les céréales complètes sont un élément essentiel du régime méditerranéen, vous devez donc les adopter pour réussir. Les céréales peu transformées sont plus saines, notamment le couscous, le boulgour, l'orge, le riz à l'avoine, la polenta, l'épeautre et le millet.

Gérez vos Portions

Le régime méditerranéen encourage le contrôle des portions. Ne vous concentrez pas sur le comptage des calories. Vous devez plutôt vous concentrer sur la qualité des calories que vous mangez. Les calories sont importantes, mais le type de calories est bien plus important. Ce régime propose des aliments denses en nutriments qui vous aideront à rester rassasié à long terme, ce qui vous évitera d'en manger de grandes quantités. Surveillez toujours la taille de votre assiette si vous voulez rester sur la bonne voie.

CHAPTER 3:

Le Shopping Saisonnier : Un Point Clé

Une Liste de Courses Méditerranéennes

Lorsque vous faites vos courses, veillez à choisir des produits frais et biologiques. Ne choisissez pas d'aliments transformés et évitez de choisir des aliments à forte teneur en sucre et en sel.

Ce que vous ajoutez à votre garde-manger dépend du type de nourriture que vous souhaitez préparer. Toutefois, voici quelques éléments essentiels qui vous aideront à démarrer.

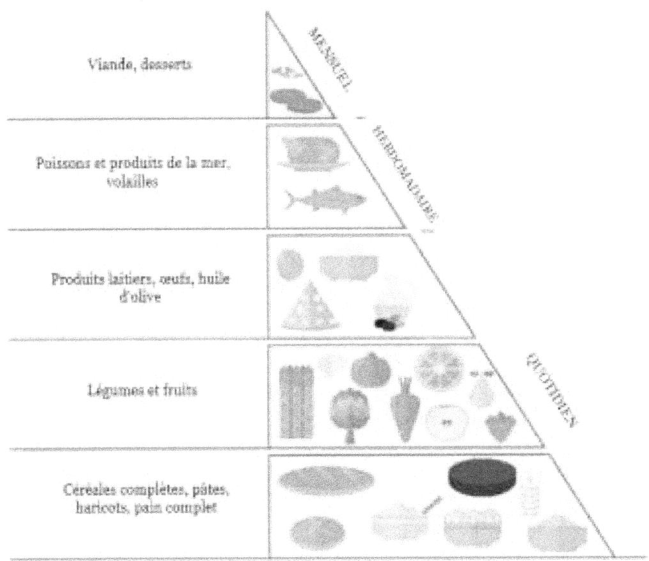

Régime Méditerranéen

Fruits

- Pommes
- Abricots
- Avocats
- Cerises
- Clémentines
- Dates
- Figues
- Pamplemousses
- Raisins
- Melons
- Nectarines
- Olives
- Oranges
- Pêches
- Poires
- Grenades
- Fraises
- Mandarines
- Tomates

Légumes

- Artichauts
- Roquette
- Betteraves
- Brocoli
- Choux de Bruxelles
- Chou
- Carottes
- Céleri
- Céleri-rave
- Chicorée
- Feuilles de chou vert
- Concombres
- Pissenlits verts
- Aubergine
- Fenouil
- Chou frisé
- Poireaux
- Citrons
- Laitue
- Mache
- Champignons
- Feuilles de moutarde
- Orties
- Gombo
- Oignons (rouges, doux, blanc)
- Pois
- Poivrons
- Pommes de terre
- Citrouille
- Pourpier
- Radis
- Rutabaga
- Ciboules
- Echalotes
- Epinards
- Patates douces
- Navets
- Courgettes

Fruits à Coque, Graines, et Légumineuses

- Amandes
- Haricots Cannellini
- Pois Chiches
- Noix de cajou
- Fèves
- Haricots verts
- Noisettes
- Haricots rouges

- Lentilles
- Poignons de pin
- Pistaches
- Graines de sésame
- Pois cassés
- Sauce Tahini
- Noix

Herbes et Epices

- Basilic
- Feuilles de laurier
- Poivre noir
- Clous de girofle
- Coriandre
- Cumin
- Aneth
- Fenouil
- Ail
- Lavande
- Marjolaine
- Menthe

- Origan
- Persil
- Paprika
- Romarin
- Safran
- Sage
- Savoureux
- Sumac
- Estragon
- Thym
- Curcuma

Autres Inclusions

- Légumes surgelés : Ne choisissez que des légumes mélangés sains
  - Graines
  - Toutes les sortes de céréales complètes, y compris le pain et les pâtes à grains entiers
  - Poissons : saumon, thon, sardines, hareng et bar
  - Variétés de coquillages et crevettes
  - Poulet élevé en liberté
  - Petites pommes de terre et patates douces
  - Fromage

- o Yaourt grec naturel
- o Olives
- o Œufs de pâturage
- o Chèvre, porc et bœuf au pâturage
- o Huile d'olive extra vierge

Quelques Conseils à Retenir

La Règle du Pouce

En règle générale, veillez à supprimer tout aliment malsain qui ne fait pas partie du régime méditerranéen ou qui n'est pas recommandé par la liste de cette page. Veillez à supprimer les produits sucrés, tels que les bonbons, les pâtisseries et les sodas. Débarrassez-vous des produits céréaliers raffinés, des produits sucrés artificiellement, de tous les aliments transformés et des crackers (surtout ceux qui contiennent beaucoup de sel).

Mise à Jour de la Liste

La liste ci-dessus présente certains des principaux ingrédients utilisés dans le régime méditerranéen, et qui devraient figurer dans votre garde-manger. La liste peut s'allonger en fonction de la région qui vous touche. Par exemple, les pays d'Afrique du Nord ont tendance à utiliser davantage de cannelle, de cardamome, de clous de girofle et de noix de muscade. Si vous trouvez ces ingrédients dans les recettes (ou tout autre ingrédient), ne vous inquiétez pas, ils font tous partie du régime méditerranéen. Si vous pensez que vous pourriez utiliser plus souvent certains des ingrédients mentionnés dans les recettes, vous pouvez les inclure dans votre garde-manger.

Apprendre les Bases

Ne vous inquiétez pas si vous trouvez que vous prenez du temps pour préparer les recettes. Dans de nombreux cas, la partie qui prend le plus de temps est la préparation des ingrédients. Prenez votre temps et maîtrisez les bases. Le plus important est que vous vous concentriez sur une alimentation saine.

Planification des Repas

Vous pouvez même créer votre propre plan de repas. C'est vraiment très simple. Il suffit de combiner diverses recettes de ce livre dans un créneau de 14 jours.

Mélangez et associez les différentes options de petit-déjeuner, de déjeuner et de dîner jusqu'à ce que vous obteniez un plan qui correspond à vos préférences.

Et Il Est le Temps de Regarder des Recettes Délicieuses

Si vous êtes prêt, commençons à regarder quelques recettes savoureuses pour votre nouveau régime méditerranéen.

Pyramide du Régime Méditerranéen

Céréales Complètes, légumes et fruits

Elles font partie intégrante du plan du régime méditerranéen. Les céréales que vous devez ajouter à votre alimentation doivent être des céréales complètes non raffinées comme le quinoa et le riz brun. Les légumes peuvent inclure des légumes à feuilles vertes comme le chou frisé, les épinards, le brocoli, les choux de Bruxelles, le chou-fleur et les carottes.

Huile d'Olive

L'huile d'olive est un élément très important du régime méditerranéen et est beaucoup plus saine que d'autres huiles végétales comme l'huile de colza ou de tournesol. Utilisez l'huile d'olive avec chaque plat et remplacez le beurre et la margarine par de l'huile d'olive. Consommez en moyenne ½ tasse par semaine.

Haricots, fruits à coque et graines

Les haricots, les fruits à coque, les graines et les lentilles sont une excellente source de protéines. Utilisez ces ingrédients pour remplacer la viande rouge lorsque cela est possible. Ils constituent une source de protéines plus rassasiante, plus abordable et plus saine que les viandes rouges.

Epices

Utilisez des herbes et des épices pour parfumer les aliments au lieu du sel de table, riche en sodium. Faites preuve de créativité en combinant des herbes fraîches avec de l'huile d'olive pour faire mariner vos aliments—assaisonnez vos plats avec du poivre noir fraîchement concassé pour leur donner du piquant.

Poissons et produits de mer

Les huiles oméga-3 présentes dans le poisson sont nécessaires au bon développement du cerveau et contribuent à réduire le risque de maladies cardiovasculaires en cas de consommation régulière.

Volailles, œufs, fromage, et yaourt

Incluez la volaille, les œufs, le fromage et le yaourt dans votre alimentation quotidienne. Veillez toujours à une consommation modérée de tout produit laitier et surveillez ses effets sur vous.

Viandes

La viande rouge doit être réduite au minimum, car elle n'est pas le régime le plus sain et peut être remplacée par des légumineuses, des haricots et des graines. Lorsque vous mangez de la viande rouge, essayez de consommer de la viande rouge biologique nourrie à l'herbe et limitez-en le nombre de portions par semaine.

Vin Rouge

De nombreuses études ont montré qu'un verre de vin rouge par jour peut avoir de multiples effets bénéfiques sur la santé. Le régime méditerranéen recommande de boire un verre de vin rouge. N'oubliez pas que plus de deux verres peuvent être préjudiciables à votre santé.

Activité physique et interaction sociale

Le style de vie méditerranéen comprend des quantités modérées d'activité physique quotidienne et d'interaction sociale. Les Méditerranéens se rendent au travail à pied ou à vélo et mènent un style de vie très actif. Les repas sont également appréciés en famille et sont pris sur une longue période, entrecoupés de conversations et de rires. Si vous ne pouvez pas vous rendre au travail à pied ou à vélo, essayez de faire de courtes promenades à la maison et de pratiquer autant d'activité physique que possible (par exemple, prendre les escaliers au lieu de l'ascenseur) au cours de votre journée type ; asseyez-vous au petit-déjeuner, au déjeuner et au dîner et prenez le temps de savourer votre nourriture. Essayez de goûter chaque bouchée et d'identifier les ingrédients qu'elle contient.

Profitez de l'heure du dîner pour parler à votre famille et discuter de la journée de chacun, de vos objectifs pour la semaine, de vos loisirs et de tout ce que vous avez pu voir ou entendre d'intéressant ce jour-là.

CHAPTER 4:

Les Principes du Régime Méditerranéen

Les principes du régime méditerranéen sont simples et faciles à suivre.

Vous serez heureux de découvrir que le régime méditerranéen concerne davantage ce que vous pouvez et devez manger que ce que vous ne devez pas manger.

Manger un Régime à Base de Plantes

Construisez vos repas autour des légumes, des fruits frais, des haricots et des légumineuses.

Ces aliments complets sont au cœur des bienfaits du régime méditerranéen pour la santé. Ils fournissent de l'énergie sous forme de glucides complexes, d'antioxydants, de vitamines, de minéraux, de substances phytochimiques et de fibres. Ces aliments denses en nutriments vous rassasient et vous permettent de contrôler votre poids tout en vous apportant des nutriments qui combattent les maladies.

Choisir des Céréales Complètes

Évitez les céréales raffinées comme la farine blanche et le riz. Choisissez des céréales complètes comme le blé entier, le riz brun, l'avoine, l'orge, le maïs, le quinoa, le farro, le boulgour, le millet, etc., y compris le pain et les pâtes à base de céréales complètes.

Les céréales complètes sont plus riches en nutriments, notamment en minéraux, en vitamines et en fibres.

Manger des Aliments Contenant des Grasses Saines, Notamment des Olives, de l'Huile d'Olive, des Fruits à Coque, et Graines

L'olive et l'huile d'olive sont riches en graisses monoinsaturées bonnes pour le cœur et en antioxydants. Ajoutez des olives et de l'huile d'olive à vos pâtes, salades et ragoûts, et prenez-les comme goûter. Les fruits à coque et les graines, comme les amandes, les noix de cajou, les pignons de pin, les noisettes, les pistaches, les graines de citrouille, les graines de sésame et les noix sont également de bonnes sources de graisses saines. Évitez les graisses qui sont plus riches en graisses saturées, comme le beurre, la crème, le saindoux ou la viande rouge. Évitez complètement les graisses trans comme les huiles hydrogénées et la margarine.

Manger du Poisson et Produits de Mer

Consommez du poisson et des produits de la mer comme le thon, le crabe, le calmar, les crevettes, le bar, les sardines, le saumon, le poulpe, les moules, le hareng, la morue, les palourdes, la dorade et les anchois.

Limiter les Produits Laitiers, Fromage, et Yaourt. La Modération est la Clé

Il est essentiel de contrôler la taille des portions lorsque vous consommez des aliments riches en calories et en graisses saturées comme le fromage, la viande rouge, les céréales raffinées et les aliments sucrés avec du sucre raffiné.

Prendre le Temps de Profiter de la Vie et d'Etre Physiquement Actif

Le mode de vie méditerranéen est plus détendu que le mode de vie américain typique. Les habitants de cette région côtière prennent le temps de profiter des repas en famille. Ils se rendent au travail à pied ou à vélo plutôt qu'en voiture, et prennent beaucoup plus de vacances, ce qui peut réduire le stress et contribuer à une bonne santé.

CHAPTER 5:

Aliments Kmo

Céréales et Graines

Dans le régime méditerranéen, les céréales complètes occupent une place importante. Cependant, si vous avez l'habitude de manger des féculents "blancs", comme les pâtes, le riz blanc et le pain blanc, passez lentement aux céréales complètes. Vous pouvez commencer par manger du pain complet "léger", puis passer lentement au pain complet. Si vous mangez du riz blanc, remplacez toute recette qui en demande par du riz brun. Remplacer le riz blanc par du riz brun augmente instantanément votre consommation de fibres. Vous pouvez également remplacer les vraies pommes de terre par des patates douces et des ignames. Choisissez toujours des céréales complètes.

Quelle Quantité Puis-je consommer dans le cadre du Régime Méditerranéen ?

Les hommes devraient consommer au moins 180 gr et les femmes au moins 145 gr de céréales et de graines par jour.

Fruits à Coque et Fruits

Les fruits à coque sont parfaits comme goûter. Elles contiennent beaucoup de calories, mais ces calories proviennent principalement des graisses monoinsaturées ou AGMI, qui sont des graisses appropriées qui aident le corps à perdre du poids. Des études montrent que si vous mangez 35 gr de fruits à coque au lieu de biscuits, vous ne prendrez pas de poids, même si les fruits à coque contiennent plus de calories que les biscuits.

Les fruits sont des goûters sucrés parfaits. Ils satisfont vos envies de sucreries sans ajouter d'édulcorants artificiels et d'additifs à votre régime alimentaire. Remplissez votre garde-manger et votre réfrigérateur de poires, de pommes, d'oranges, etc. Le régime méditerranéen permet de consommer des fruits et des jus. Néanmoins, il est préférable de les manger car cela permet de préserver leur teneur en fibres.

Quelle Quantité Puis-je consommer dans le cadre du Régime Méditerranéen ?

Les hommes devraient consommer environ 150 gr par jour, tandis que les femmes devraient consommer environ 135 gr par jour.

Légumineuses

Il existe différentes sortes de légumes que vous pouvez choisir d'inclure dans votre alimentation. Ils constituent une excellente source de fibres et une excellente source de protéines alternatives. Les légumineuses sont également polyvalentes. Vous pouvez les ajouter comme ingrédient à vos salades, soupes ou recettes de plats principaux, ou les servir comme plat d'accompagnement.

Quelle Quantité Puis-je consommer dans le cadre du Régime Méditerranéen ?

Les hommes devraient consommer environ 20 gr et les femmes environ 15 gr par jour.

Légumes

Les légumes sont la composante la plus importante et majeure du régime méditerranéen. Il n'est pas possible de manger trop de légumes. Vous pouvez en manger beaucoup tout en respectant votre apport calorique quotidien recommandé. Ils vous aident à vous sentir rassasié plus rapidement et plus longtemps.

Une excellente façon d'augmenter votre consommation de légumes est de les inclure dans votre déjeuner et votre goûter. Garnissez votre sandwich préféré d'oignons, de poivrons, de tomates, de concombres, de laitue et de tout ce que vous voulez.

Que Faire Si Vous n'aimez pas les Légumes

Comme pour le poisson, vous pouvez commencer par ceux que vous aimez. Pensez à tous les légumes que vous avez déjà mangés et que vous avez gardés à portée de main. Ensuite, explorez lentement et ajoutez ceux qui vous sont moins familiers.

Quelle Quantité Puis-je consommer dans le cadre du Régime Méditerranéen ?

Les hommes devraient manger au moins 550 gr et les femmes au moins 450 gr par jour.

La Pyramide du Régime Méditerranéen

Le régime méditerranéen suit une pyramide alimentaire. Utilisez le guide ci-dessous pour planifier vos plats en fonction de ce que vous pouvez manger par jour ou par semaine.

Menu Quotidien

Légumes sans féculents (4-8 portions)

Une portion est :

- 150 gr de légumes crus
- 75 gr de légumes cuits

Les légumes non féculents comprennent tous les végétaux, à l'exception des courges d'hiver, des petits pois, du maïs et des pommes de terre.

Grains entiers et légumes féculents (4-6 portions)

Une portion est :

- 1 tranche de pain, de blé entier
- 55 gr de maïs, de petits pois, de pommes de terre ou de courge d'hiver
- 1/2 petit pain à grains entiers de grande taille
- 1 petit pain à grains entiers de petite taille
- 6 pouces de pita au blé entier
- 6 crackers à base de céréales complètes
- 100 gr de céréales complètes cuites
- 100 gr d'orge cuite, de pâtes de blé entier ou de riz brun

Fruits (2-4 portions)

Une portion est :

- 120 ml de jus
- 1 fruit frais de petite taille
- 35 gr de fruits secs

Choisissez toujours des fruits entiers, car ils contiennent des fibres et d'autres nutriments. Si vous utilisez des fruits en conserve, choisissez la variété sans sucre ou avec peu de sucre ajouté. Ne consommez pas plus d'un demi-litre de jus de fruits par jour, car même les jus non sucrés sont riches en sucre. Légumineuses et fruits à coque (1-3 portions)

Visez une à deux portions de fruits à coque par jour et une à deux portions de légumes par jour.

Une portion est :

- 28 gr de graines de sésame ou de tournesol
- 15 gr de beurre de cacahuète
- 7 à 8 noix
- 20 cacahuètes
- 12 à 15 amandes
- 45 gr de haricots cuits ou frits, sans matières grasses
- 20 gr de reins, de lentilles, de haricots blancs, de pois cassés, de haricots Pinto, de haricots noirs, de haricots de soja ou de haricots garbanzo

Menu Hebdomadaire

Poisson (2-3 portions)

Une portion correspond à 100 gr ou à la taille d'un paquet de cartes. Produits laitiers (1-3 portions)

Une portion est :

- 245 gr de yaourt allégé, de yaourt sans graisse ou de lait écrémé
- 100 gr de fromage faible en gras

Vous pouvez utiliser du fromage de soja, du lait de soja ou du yaourt de soja à la place. Volaille (1-3 portions)

Une portion correspond à 100 gr ou à la taille d'un paquet de cartes. Ceci est facultatif ; vous pouvez choisir de ne pas ajouter de volaille à votre régime méditerranéen.

Menu Mensuel

Œufs

Vous pouvez manger jusqu'à 4 jaunes d'œufs par semaine. En revanche, vous pouvez manger autant de blancs d'œufs que vous le souhaitez.

Desserts

Vous pouvez en manger une fois par semaine ou 3 à 4 fois par mois. Viandes rouges (veau, agneau et bœuf) Vous pouvez en manger une fois par semaine ou 3 à 4 fois par mois.

Remplacements

Si vous souhaitez remplacer un ingrédient d'une recette par un autre que vous aimez, assurez-vous d'utiliser une quantité dont le nombre de calories est identique ou similaire à l'original. Par exemple, vous voulez remplacer le poulet par du saumon. Un poulet de 80 gr contient 176 calories. Vous devez donc le remplacer par 90 gr de saumon, qui contient 177 calories.

Si vous souhaitez remplacer les haricots verts par des tomates, vous devez remplacer 135 gr de haricots verts contenant 26 calories par 200 gr de tomates cerises contenant 26 calories.

Si vous préférez les fraises aux pêches, 90 gr de pêches contiennent 44 calories, que vous pouvez remplacer par 160 gr de fraises contenant 47 calories.

Rappels Importants

La pyramide méditerranéenne est un guide fiable pour la plupart des adultes. Toutefois, les enfants, les femmes enceintes et les personnes ayant des besoins alimentaires particuliers peuvent avoir besoin de suppléments nutritionnels dans le cadre d'un régime. Dans la plupart des cas, ces besoins alimentaires particuliers peuvent être satisfaits par le régime méditerranéen.

La Précieuse Huile d'Olive Extra Vierge

Cette huile est un stimulant puissant et efficace pour la perte de poids. Son seul parfum vous aidera à vous sentir plus rassasié, ce qui vous fera manger moins, et moins de calories. L'huile d'olive contient 75 % de graisses monoinsaturées ou AGMI, soit la plus grande quantité de toutes les huiles et de tous les aliments. Des études montrent que les AGMI brûlent les graisses même si la personne ne fait rien du tout. En outre, des études montrent que la consommation d'une cuillerée d'huile d'olive au petit-déjeuner augmente l'oxydation des graisses et accroît la capacité de l'organisme à utiliser les graisses comme carburant ou énergie.

En outre, l'huile d'olive est condensée avec de l'acide oléique. Cette huile est un composé qui aide à stopper la faim ; ce qui vous permet également de vous sentir rassasié plus longtemps. De plus, l'acide oléique aide à réduire le taux de sucre dans le sang et à contrôler l'insuline.

Le Poisson

Poisson

Dans le cadre du régime méditerranéen, vous consommerez plus de poisson et moins de viande.

Que Faire Si Vous N'Aimez Pas Le Poisson

Commencez par le type que vous aimez ou avec lequel vous êtes familier, puis essayez lentement le type avec lequel vous voulez être de moins en moins familier.

Le poisson est une meilleure source de protéines que la viande. Ils sont également moins gras et les produits de la mer contiennent de bonnes graisses, notamment des acides gras oméga-3, réputés pour réduire les maladies cardiaques et les accidents vasculaires cérébraux. En outre, plusieurs études indiquent que la consommation d'aliments riches en acides gras oméga-3 prévient certains types de cancer et contribue à atténuer les problèmes de rythme cardiaque.

Quelle Quantité Puis-je consommer dans le cadre du Régime Méditerranéen ?

Les hommes doivent consommer au moins 30 gr et les femmes au moins 25 gr par jour. Veuillez noter que la contamination par le mercure a suscité des inquiétudes ces derniers temps. Toutefois, cela ne signifie pas que vous ne pouvez pas consommer les produits de la mer. Vous devez simplement être prudent. Les avantages de la consommation de poisson l'emportent largement sur le risque de contamination. Les "Centers for Disease Control and Prevention" recommandent d'éviter les poissons contenant plus de 1,0 ppm (parties par milliard) de mercure. Consultez la liste des poissons que vous devez éviter. J'ai inclus un fichier dans les pages suivantes de ce livre.

Moins de Viande, Plus de Légumes

Presque tout le monde mange les mêmes types d'aliments chaque jour. La clé pour un corps plus sain et une perte de poids est de consommer plus de légumes. Les légumes sont volumineux et contiennent moins de calories. Ils contiennent des micronutriments - antioxydants, composés phytochimiques, vitamines et minéraux - dont le corps a besoin. Des études montrent que si l'organisme d'une personne est pauvre en micronutriments, ne serait-ce que modérément, son métabolisme ralentit car il ne reçoit pas suffisamment de vitamines B, de magnésium et d'autres nutriments. Lorsque le métabolisme ralentit, le corps ne brûle pas les graisses.

Comme vous le savez, le corps humain est composé d'environ 60 à 70 % d'eau. Lorsque vous êtes déshydraté, même légèrement, le corps cesse de fonctionner correctement, notamment en ralentissant le métabolisme, la digestion et la combustion des graisses.

En mangeant des légumes, vous vous assurez de recevoir la bonne quantité d'eau, car ils sont composés de 90 % d'eau. De plus, ces légumes à feuilles vertes sont remplis de fibres qui combattent les fringales et la faim, ce qui vous aide à vous sentir rassasié plus longtemps.

Protéines Alternatives

En remplaçant la viande rouge par de la dinde, du poulet et du poisson, vous réduisez votre consommation de graisses saturées. Vous pouvez également vous procurer des protéines à partir de haricots, de fruits et d'autres plantes. La daurade, le hareng, les sardines, le thon et le saumon sont de bons choix. Les crustacés et les coquillages, notamment les moules, les crevettes et les palourdes, sont également de bonnes sources.

Voici un moyen rapide de réduire votre consommation de viande : faites des pâtes et des légumes les protagonistes de vos repas et utilisez la viande comme arôme ou comme condiment. Respectez la taille des portions recommandées pour la viande rouge. Dans le régime méditerranéen, les coquillages et les poissons sont rarement panés ou frits.

CHAPTER 6:

Comment Réussir dans un Régime Méditerranéen

Changer de régime alimentaire peut être un véritable défi, surtout si vous en adoptez un qui est très différent du vôtre. Voici des conseils pour faciliter votre transition vers le régime méditerranéen.

Goutez toutes les Saveurs

Plus qu'un régime, le régime méditerranéen est un mode de vie qui vous apprend à apprécier et à savourer toutes les saveurs des aliments que vous mangez. Évitez de manger devant la télévision, car cela détourne votre attention des aliments que vous mangez. N'avalez pas tout en une seule bouchée. Mangez plutôt lentement, prenez votre temps et goûtez à toutes les saveurs.

En mangeant lentement, vous accorderez également votre corps avec les aliments que vous mangez. Le fait d'apprécier vos repas vous fera même manger jusqu'à ce que vous soyez juste satisfait, et vous évitera de trop manger.

Connaissez votre Poids Ideal

Laissez-vous guider par le poids idéal pour votre taille. Le maintien de votre prise de poids est essentiel pour une bonne santé.

Si vous êtes en surpoids, vous devez faire plus d'exercice et réduire la quantité de nourriture que vous mangez et buvez. La plupart des personnes en régime comptent les calories de façon obsessionnelle, ce qui peut détourner l'attention du plaisir des repas. De plus, compter les calories ne fonctionne pas bien à long terme.

Soyez avec les Personnes que vous Aimez

Ce régime méditerranéen est également basé sur les principes du plaisir et de l'amusement. Dans la mesure du possible, mangez avec vos amis et votre famille. La joyeuse compagnie des autres rend la nourriture encore plus savoureuse, et les rires partagés rendent la vie encore plus belle.

Choisissez un Mode de Vie Sain

Votre santé globale ne dépendra pas uniquement d'une alimentation saine. Outre le régime méditerranéen, l'exercice et les activités physiques régulières sont également importants. Il ne s'agit pas forcément d'une séance d'entraînement dans une salle de sport. Cela peut être aussi simple que de prendre les escaliers au lieu de l'ascenseur. Les activités de loisir, comme la marche, le ménage ou le jardinage, sont également de bons moyens de faire bouger votre corps. Vous pouvez même faire de la course, de l'aérobic et d'autres exercices vigoureux.

La Modération est la Clé

Contrairement à de nombreux régimes qui impliquent l'élimination de certains aliments, le régime méditerranéen est un régime équilibré qui accepte un large éventail de boissons et d'aliments. L'essentiel est de manger modérément et judicieusement. Avec ce régime, vous pouvez manger une petite part de gâteau, deux tranches de steak et un à deux verres de vin.

Respectez la Fréquence des Repas et la Taille des Portions Recommandées

Cela permet de s'assurer que vous recevez la bonne quantité d'aliments en fonction de ceux que vous pouvez manger en grandes quantités et plus fréquemment et de ceux que vous devez manger en petites quantités et moins souvent.

S'Hydrater

Le corps est composé de 70 % d'eau, et une bonne hydratation est essentielle pour maintenir les niveaux d'énergie, la santé et le bien-être. Même une déshydratation légère affectera les processus de votre corps. Les différences de taux métaboliques, de niveaux d'activité et de morphologie font que certaines personnes doivent boire plus d'eau que d'autres.

Mangez des Œufs

Ils sont d'excellentes sources de protéines de haute qualité et sont précieux pour les personnes qui ne mangent pas de viande ou qui sont végétariennes. Assurez-vous de respecter les portions et la fréquence recommandées.

Réduisez votre Consommation de Sel

Utilisez davantage d'herbes, d'épices et de plantes aromatiques pour ajouter de la saveur et de l'arôme aux aliments au lieu du sel. Ils ajoutent ce goût distinct de la cuisine méditerranéenne et sont riches en antioxydants.

Buvez Modérément

Respectez la portion quotidienne recommandée pour chaque type d'alcool. Le vin a notamment des effets anticoagulants, ce qui rend les artères moins sujettes à la coagulation. Il contient également des antioxydants, qui aident à prévenir l'accumulation de lipoprotéines de basse densité, ou LDL, dans les artères, évitant ainsi la formation de plaques dans les artères.

Grignotez du Fromage, des Produits Laitiers pauvres en matières grasses, Graines et Fruits à Coque

Une poignée de graines de tournesol, d'amandes et de noix constitue un excellent repas. Elles sont portables et peuvent être consommées à tout moment. Le fromage à faible teneur en matières grasses et riche en calcium et les fruits frais sont également d'excellents goûters à emporter.

Fruits pour Dessert

La plupart des fruits sont riches en antioxydants, en fibres et en vitamine C. Ce sont les desserts les plus sains qui satisferont votre dent sucrée.

Découvrez et essayez de nouveaux fruits chaque semaine et élargissez vos choix.

Augmentez votre Consommation de Céréales Complètes

Il faudra un certain temps pour que vos papilles gustatives et votre estomac s'habituent au blé entier et aux céréales complètes.

Remplacez peu à peu vos produits céréaliers raffinés par des produits à base de céréales complètes. Vous pouvez utiliser des mélanges de pâtes ou du riz à base de céréales complètes.

Vous pouvez également essayer de mélanger des céréales complètes avec des céréales raffinées, moitié blanches, moitié complètes. Lorsque votre corps s'est adapté, vous pouvez alors passer complètement au blé entier et aux céréales complètes.

Garnissez vos Repas de Légumes

La plupart des gens ne consomment pas assez de légumes. Mangez au moins 3 à 4 portions par jour. Plus ils sont colorés, mieux c'est ; plus de couleur signifie plus de vitamines et de minéraux. Vous pouvez les ajouter à vos soupes et omelettes, les déguster en salade de légumes ou simplement les rôtir.

Changez de Protéines

En remplaçant la viande rouge par de la dinde, du poulet et du poisson, vous réduisez votre consommation de graisses saturées. Vous pouvez également tirer vos protéines des haricots, des fruits à coque et d'autres plantes.

La daurade, le hareng, les sardines, le thon et le saumon sont de bons choix. Les coquillages et crustacés, notamment les moules, les crevettes et les palourdes, sont également de bonnes sources.

Voici un moyen rapide de réduire votre consommation de viande : faites des pâtes et des légumes les protagonistes de vos repas et utilisez la viande comme arôme ou comme condiment.

Respectez la taille des portions recommandées pour la viande rouge. Dans le régime méditerranéen, les coquillages et les poissons sont rarement panés ou frits.

Utilisez des Huiles Végétales

Utilisez-les comme principale matière grasse pour la cuisine et la pâtisserie. Éliminez toutes les huiles hydrogénées et les huiles contenant des graisses trans. Remplacez autant que possible le beurre et la margarine par de l'huile d'olive et d'autres huiles saines, comme l'huile de canola, de soja et d'arachide.

Pour une trempette délicieuse et saine pour le pain, assaisonnez une huile d'olive de haute qualité avec du vinaigre balsamique. Lorsque vous cuisinez, ne laissez pas votre huile devenir fumante car cela endommagerait ses propriétés nutritionnelles et sa saveur. Il existe de nombreuses variations intéressantes et de nombreuses caractéristiques d'huile d'olive sur le marché, alors faites des expériences pour découvrir celles que vous pouvez ajouter à votre régime.

Une Journée selon le Régime Méditerranéen pour faire le Plein d'Energie

Petit-Déjeuner

Œufs Verts et Tartines

Écraser un avocat avec 15 gr de menthe émincée, 7 ml de jus de citron et une pincée de poivre. Étalez sur 2 morceaux de pain grillé de blé entier et recouvrez d'un œuf. Saupoudrez de 30 gr de fromage feta et de poivre.

Goûter en milieu de matinée

Dates dans une couverture

Tranchez un morceau de jambon en 4 morceaux dans le sens de la longueur. Enveloppez une datte fraîche dans chaque morceau de jambon. Saupoudrez de poivre.

Déjeuner

Couscous à la Grecque

Faites chauffer au micro-ondes 240 ml d'eau et 50 gr de tomates séchées pendant 2 minutes. Laissez reposer pendant 7 et égouttez l'eau. Faites cuire 210 grammes de couscous dans

150 gr de bouillon de légumes et 35 ml d'eau. Mélangez le couscous cuit avec 100 gr de cœurs d'artichauts marinés, 240 gr de poitrine de poulet cuite et coupée en dés, 30 gr de persil haché, des tomates séchées au soleil, 38 gr de feta émiettée et une pincée de poivre. Préparez 3 portions - en gardant 1 pour le déjeuner du mercredi et du vendredi.

Goûter de l'après-midi

10 amandes et 10 raisins (les raisins congelés sont géniaux).

Dîner

Sandwich à l'Aubergine et au Fromage

Faire chauffer 15 gr de bébés épinards au micro-ondes jusqu'à ce qu'ils soient tendres. Faire cuire au micro-ondes les tomates séchées, le basilic et une goutte d'eau jusqu'à ce qu'ils bouillonnent. Mélanger le contenu du micro-ondes avec ½ aubergine en dés et une goutte d'huile d'olive. Faire griller à feu moyen-élevé jusqu'à ce que l'aubergine soit légèrement dorée. Étaler une goutte d'huile d'olive sur un morceau de pain italien rustique et le faire griller. Garnir du mélange d'aubergines grillées, de 30 gr de mozzarella faible en gras râpée et de 10 gr de parmesan râpé. Fermer le couvercle du gril sur le sandwich jusqu'à ce que le fromage soit fondu.

Répartition des Nutriments

- Calories – 1486
- Graisses en grammes – 80
- Carbohydrates en grammes – 198
- Fibres en grammes – 52
- Protéines en grammes – 95

Pour le cœur

Petit-Déjeuner

Couscous du Matin

Faites cuire 360 ml de lait et un morceau d'un bâton de cannelle à feu moyen-élevé jusqu'à ce que des bulles se forment sur les bords. Retirer du feu et incorporer 90 gr de couscous complet, 30 gr de groseilles séchées et 85 gr de sucre brun. Couvrir et laisser reposer pendant 15 minutes. Retirer le bâton de cannelle et garnir de 40 gr de sucre brun. Mangez la moitié maintenant et gardez l'autre moitié pour vendredi.

Goûter en milieu de matinée
Baguette garnie de Fromage Feta et Marinade d'Olives
Mélangez 50 gr d'olives noires, 75 gr de feta faible en gras, 12 ml d'huile d'olive, 2 gousses d'ail émincées, le jus d'un citron, le zeste d'un citron, une pincée de romarin émincé, une pincée de poivre de Cayenne et une pincée de poivre.
Couvrir et réfrigérer pendant quelques heures avant de servir sur 4 fines tranches de baguette française. Mangez la moitié aujourd'hui et gardez l'autre moitié pour le goûter de vendredi.

Déjeuner
Une portion du Couscous à la Grecque du déjeuner de mardi.

Goûter de l'après-midi
115 gr de yaourt grec nature allégé garni de 55 gr de mûres et de 40 gr de miel.

Dîner
Pâtes Bolognaise Végétariennes
Faites revenir 45 ml d'huile d'olive, 30 gr de carottes coupées en dés, 30 gr de céleri coupé en dés et ½ petit oignon émincé à couvert sur feu moyen. Une fois tendre, ajouter 2 gousses d'ail émincées, ½ feuille de laurier et 30 ml de vin blanc. Une fois le vin évaporé, ajouter 45 gr de haricots en purée, les tomates et 15 gr de persil.
Laisser mijoter jusqu'à ce que la sauce soit épaisse, puis incorporer 105 gr de haricots. Faire cuire 70 gr de pâtes de blé entier et les égoutter.
Combiner les pâtes avec la sauce et saupoudrer de 20 gr de parmesan râpé une pincée de persil. Mangez ½ aujourd'hui et gardez ½ pour le dîner de vendredi.

Répartition des Nutriments
- Calories – 1756
- Graisses en grammes – 90
- Carbohydrates en grammes – 220
- Fibres en grammes – 29
- Protéines en grammes – 83

Pour les Sportifs
Petit-Déjeuner
Parfait au Yaourt Fruité

Dans un grand verre, déposez petit à petit des couches alternées de 180 gr de yaourt à faible teneur en matières grasses, 142 gr de framboises et 30 gr de granola.

Goûter en milieu de matinée
Dix mini-carottes avec 38 gr de tartinade de poivrons rouges épicés pour tremper.

Déjeuner
Salade Grecque Classique

Mélangez une salade composée d'une tête de laitue romaine, d'un oignon rouge, de 120 gr d'olives noires, de 2 poivrons, de 2 grosses tomates, d'un concombre et de 150 gr de feta émiettée dans une vinaigrette composée de 30 ml d'huile d'olive, d'une pincée d'origan séché et d'une pincée de poivre. Partagez la moitié avec un ami qui en vaut la peine !

Goûter de l'après-midi
Banane Sucrée

Mélanger deux bananes mûres et tranchées avec 170 gr de miel et 18 gr de cannelle. Faites cuire sur une plaque à pâtisserie tapissée à 350F pendant 10 à 15 minutes. Partagez la moitié avec un ami digne de ce nom !

Dîner
Riz Frit Espagnol aux Produits de la Mer

Faites revenir 33 gr d'oignon émincé, 38 gr de poivron en dés et 1 gousse d'ail émincée dans une goutte d'huile d'olive à feu moyen jusqu'à ce qu'ils soient tendres. Ajouter 200 gr de riz brun instantané, 160 ml de bouillon de légumes, une pincée de thym, une pincée de safran et une pincée de poivre. Une fois l'ébullition atteinte, couvrir jusqu'à ce que le bouillon de légumes s'évapore. Ajouter 100 gr de crevettes, 80 gr de petits pois, et disposer 100 gr de moules en une couche sur le dessus. Faire cuire à la vapeur jusqu'à ce que les moules s'ouvrent. Retirer du feu et laisser reposer jusqu'à ce que le bouillon de légumes soit absorbé. Mangez ½ aujourd'hui et gardez le reste pour le dîner de samedi.

Répartition des Nutriments

- Calories – 1301
- Graisses en grammes – 46
- Carbohydrates en grammes – 153
- Fibres en grammes – 25
- Protéines en grammes – 54

CHAPTER 7:

Recettes pour le Petit-Déjeuner

1. Casserole d'Œufs au Paprika

Temps de préparation : 10 minutes
Temps de cuisson : 28 minutes
Portions : 4
INGRÉDIENTS

- 2 œufs, battus
- 1 poivron rouge, haché
- 1 piment rouge, haché
- ½ oignon rouge, coupé en dés
- Une goutte d'huile de canola
- Une pincée de sel
- Une pincée de paprika
- Une pincée de coriandre fraîche, hachée
- 1 gousse d'ail, coupée en dés
- 5 gr de beurre, ramolli
- Une pincée de flocons de chili

PRÉPARATION

1. Badigeonnez le moule de la casserole d'huile de colza et versez les œufs battus à l'intérieur.
2. Ensuite, mettez le beurre dans la poêle et faites-le fondre à feu moyen.
3. Ajouter le piment et le poivron rouge.
4. Ensuite, ajoutez l'oignon rouge et faites cuire les légumes pendant 7 à 8 minutes à feu moyen. Remuez-les de temps en temps.
5. Transférer les légumes dans le moule de la casserole.

6. Ajoutez le sel, le paprika, la coriandre, l'ail en dés et les flocons de piment. Remuez doucement à l'aide d'une spatule pour obtenir un mélange homogène.
7. Faites cuire la casserole pendant 20 minutes à 355F au four.
8. Ensuite, bien refroidir le repas et le couper en portions. Transférer la casserole dans les assiettes de service à l'aide de la spatule.

NUTRIMENTS

- Calories 68
- Lipides 4.5
- Fibres 1
- Carbohydrates 4.4
- Protéines 3.4

2. Beignets de Chou-fleur

Temps de préparation : 10 minutes
Temps de cuisson : 10 minutes
Portions : 2

INGRÉDIENTS

- 100 gr de chou-fleur râpé
- 1 œuf, battu
- 15 gr de farine de blé, entière
- 10 gr de parmesan, râpé
- Une pincée de poivre noir moulu
- Une goutte d'huile de canola

PRÉPARATION

1. Dans le bol, mélangez le chou-fleur râpé et l'œuf.
2. Ajouter la farine de blé, le parmesan râpé et le poivre noir moulu.
3. Remuez le mélange à l'aide de la fourchette jusqu'à ce qu'il soit homogène et lisse.
4. Versez l'huile de colza dans la poêle et portez-la à ébullition.
5. Faire des gâteaux à partir du mélange de chou-fleur avec l'aide du bout des doigts ou utiliser une cuillère et les transférer dans l'huile chaude.
6. Faites rôtir les beignets pendant 4 minutes de chaque côté à feu moyen-doux.

NUTRIMENTS

- Calories 167
- Lipides 12.3
- Fibres 1.5
- Carbohydrates 6.7
- Protéines 8.8

3. Flocons d'Avoine Crémeux aux Figues

Temps de préparation : 10 minutes
Temps de cuisson : 20 minutes
Portions : 5

INGRÉDIENTS

- 180 gr de flocons d'avoine
- 360 ml de lait
- 5 gr de beurre
- 3 figues, hachées
- 15 gr de miel

PRÉPARATION

1. Versez le lait dans la casserole.
2. Ajouter les flocons d'avoine et fermer le couvercle.
3. Faites cuire les flocons d'avoine pendant 15 minutes à feu moyen-doux.
4. Ajouter ensuite les figues hachées et le miel.
5. Ajouter le beurre et bien mélanger les flocons d'avoine.
6. Faites-le cuire pendant 5 minutes de plus.
7. Fermez le couvercle et laissez le petit-déjeuner cuit reposer pendant 10 minutes avant de le servir.

NUTRIMENTS

- Calories 222
- Lipides 6
- Fibres 4.4
- Carbohydrates 36.5
- Protéines 7.1

4. **Flocons d'Avoine cuits au four avec de la Cannelle**

Temps de préparation : 10 minutes
Temps de cuisson : 25 minutes
Portions : 4

INGRÉDIENTS

- 90 gr de flocons d'avoine
- 80 ml de lait
- 1 poire, coupée en morceaux
- Une goutte d'extrait de vanille
- 15 gr de Splenda
- 5 gr de beurre
- Une pincée de cannelle moulue
- 1 œuf, battu

PRÉPARATION

1. Mélangez les flocons d'avoine, le lait, l'œuf, l'extrait de vanille, le Splenda et la cannelle moulue.
2. Faire fondre le beurre et l'ajouter au mélange de flocons d'avoine.
3. Ajouter ensuite la poire hachée et bien mélanger le tout.
4. Transférer le mélange de flocons d'avoine dans le moule de la casserole et l'aplatir doucement. Couvrez-le de papier d'aluminium et fixez les bords.
5. Faites cuire les flocons d'avoine pendant 25 minutes à 350F.

NUTRIMENTS

- Calories 151
- Lipides 3.9
- Fibres 3.3
- Carbohydrates 23.6
- Protéines 4.9

5. Porridge aux Amandes et au Chia

Temps de préparation : 10 minutes

Temps de cuisson : 30 minutes

Portions : 4

INGRÉDIENTS

- 720 ml de lait d'amande biologique
- 56 gr de graines de chia séchées
- Une goutte d'extrait de vanille
- 15 gr de miel
- Une pincée de cardamome moulue

PRÉPARATION

1. Verser le lait d'amande dans la casserole et le porter à ébullition.
2. Refroidir ensuite le lait d'amande à température ambiante (ou pendant environ 10 à 15 minutes).
3. Ajouter l'extrait de vanille, le miel et la cardamome moulue. Bien mélanger.
4. Après cela, ajoutez les graines de chia et remuez à nouveau.
5. Fermez le couvercle et laissez les graines de chia imbiber le liquide pendant 20-25 minutes.
6. Transférez le porridge cuit dans les ramequins de service.

NUTRIMENTS

- Calories 150
- Lipides 7.3
- Fibres 6.1
- Carbohydrates 18
- Protéines 3.7

6. Flocons d'Avoine au Cacao
Temps de préparation : 10 minutes
Temps de cuisson : 15 minutes
Portions : 2
INGRÉDIENTS
- 135 gr de flocons d'avoine
- 15 gr de cacao en poudre
- 115 gr de crème épaisse
- 60 ml d'eau
- Une goutte d'extrait de vanille
- 5 gr de beurre
- 30 gr de Splenda

PRÉPARATION
1. Mélangez les flocons d'avoine avec la poudre de cacao et le Splenda.
2. Transférer le mélange dans la casserole.
3. Ajoutez l'extrait de vanille, l'eau et la crème épaisse. Remuez doucement à l'aide de la spatule.
4. Fermez le couvercle et faites-le cuire pendant 10 à 15 minutes à feu moyen-doux.
5. Retirez les flocons d'avoine cuite au cacao du feu et ajoutez le beurre. Remuez bien le tout.

NUTRIMENTS
- Calories 230
- Lipides 10.6
- Fibres 3.5
- Carbohydrates 28.1
- Protéines 4.6

7. Porridge aux Roules à la Cannelle

Temps de préparation : 7 minutes
Temps de cuisson : 10 minutes
Portions : 4

INGRÉDIENTS

- 45 gr de flocons d'avoine
- 240 ml de lait
- Une goutte d'extrait de vanille
- Une pincée de cannelle moulue
- 10 gr de miel
- 30 gr de yaourt nature
- 5 gr de beurre

PRÉPARATION

1. Versez le lait dans la casserole et portez-le à ébullition.
2. Ajoutez les flocons d'avoine et remuez bien.
3. Fermez le couvercle et laissez mijoter l'avoine pendant 5 minutes à feu moyen. L'avoine cuite absorbera tout le lait.
4. Ajoutez ensuite le beurre et remuez bien l'avoine.
5. Dans le bol séparé, fouettez ensemble le yaourt nature avec le miel, la cannelle et l'extrait de vanille.
6. Transférer l'avoine cuite dans les bols de service.
7. Recouvrir l'avoine du mélange de yogourt en forme de roue.

NUTRIMENTS

- Calories 243
- Lipides 20.2
- Fibres 1,
- Carbohydrates 2.8
- Protéines 13.3

8. Porridge de Courge aux Epices

Temps de préparation : 10 minutes
Temps de cuisson : 13 minutes
Portions : 6

INGRÉDIENTS

- 180 gr de flocons d'avoine
- 240 ml de lait de coco
- 240 ml de lait
- Une pincée d'épices pour tarte au casserolier
- 30 gr de purée de citrouille
- 15 gr de miel
- Une pincée de beurre

PRÉPARATION

1. Verser le lait de coco et le lait dans la casserole. Ajouter le beurre et porter le liquide à ébullition.
2. Ajoutez les flocons d'avoine, remuez bien à l'aide d'une cuillère et fermez le couvercle.
3. Laissez mijoter les flocons d'avoine pendant 7 minutes à feu moyen.
4. Pendant ce temps, mélangez le miel, les épices pour tarte à la citrouille et la purée de citrouille.
5. Lorsque les flocons d'avoine sont cuits, ajouter le mélange de purée de citrouille et bien mélanger.
6. Transférer le petit-déjeuner cuit dans les assiettes de service.

NUTRIMENTS

- Calories 232
- Lipides 12.5
- Fibres 3.8
- Carbohydrates 26.2
- Protéines 5.9

9. Porridge aux Courgettes

Temps de préparation : 10 minutes
Temps de cuisson : 10 minutes
Portions : 4

INGRÉDIENTS

- 180 gr de flocons d'avoine
- 480 ml d'eau
- Une pincée de sel
- 5 gr de beurre
- 1 courgette, râpée
- Une pincée de gingembre moulu

PRÉPARATION

1. Versez de l'eau dans la casserole.
2. Ajoutez les flocons d'avoine, le beurre et le sel.
3. Remuer doucement et commencer à cuire les flocons d'avoine pendant 4 minutes à feu vif.
4. Lorsque le mélange commence à bouillir, ajouter le gingembre moulu et les courgettes râpées. Remuez bien.
5. Faites cuire l'avoine pendant 5 minutes supplémentaires à feu moyen-doux.

NUTRIMENTS

- Calories 189
- Lipides 5.7
- Fibres 4.7
- Carbohydrates 29.4,
- Protéines 6

10. Petit-Déjeuner Spanakopita

Temps de préparation : 15 minutes
Temps de cuisson : 1 heure
 Portions : 6
INGRÉDIENTS

- 900 gr d'épinards
- 1 oignon blanc, coupé en dés
- 30 gr de persil frais
- Une pincée d'ail émincé
- 40 gr fromage feta, émietté
- Une pincée de paprika moulu
- 2 œufs, battus
- 75 gr de beurre, fondu
- 40 gr pâte phyllo

PRÉPARATION

1. Séparer la pâte phyllo en 2 parties.
2. Bien badigeonner le moule de la casserole avec du beurre et placer 1 partie de la pâte Phyllo à l'intérieur.
3. Badigeonner également sa surface de beurre.
4. Mettez les épinards et le persil frais dans le blender. Mixez-les jusqu'à ce qu'ils soient lisses et transférez-les dans le bol de mélange.
5. Ajoutez l'ail haché, la feta, le paprika moulu, les œufs et l'oignon en dés. Bien mélanger.
6. Placez le mélange d'épinards dans le moule de la casserole et aplatissez-le bien.
7. Couvrir le mélange d'épinards avec le reste de la pâte phyllo et verser le reste du beurre dessus.
8. Faire cuire la spanakopita pendant 1 heure à 350F.
9. La couper en portions.

NUTRIMENTS

- Calories 190
- Lipides 15.4
- Fibres 1.1
- Carbohydrates 8.4
- Protéines 5.4

CHAPTER 8:

Recettes de Salades

1. Salade de Boulgour
Préparation : 30 minutes
Temps de cuisson : 30 minutes
Portions : 4
INGRÉDIENTS
- Bouillon de légumes – 480 ml
- Boulgour – 120 gr
- Gousse d'ail - 1, émincée
- Tomates cerises – 200 gr, coupées en deux
- Amandes – 30 gr, tranchées
- Dattes – 55 gr, dénoyautées et hachées
- Jus de citron – 15 ml - Jeunes épinards – 30 gr
- Concombre - 1, en dés
- Vinaigre balsamique – 15 ml
- Sel et poivre - au goût
- Graines mélangées – 30 gr

PRÉPARATION
1. Verser le bouillon dans une casserole et chauffer jusqu'à ce qu'il soit chaud, puis incorporer le boulgour et faire cuire jusqu'à ce que le boulgour ait absorbé tout le bouillon.
2. Mettre dans un saladier et ajouter le reste des ingrédients **et** bien mélanger.
3. Ajouter du sel et du poivre selon votre goût.
4. Servir et manger immédiatement.

NUTRIMENTS
- Calories 176 Lipides 0.2 g Carbohydrates 19.1 g
- Sucre 11.9 g Protéines 0.5 g Cholestérol 80 mg

2. Salade de Thon Savoureux

Temps de préparation : 15 minutes

Portions : 4

INGRÉDIENTS

- Olives vertes – 40 gr, tranchées
- Thon à l'eau - 1 boîte, égoutté
- Pignons de pin – 30 gr
- Cœurs d'artichauts - 1 bocal, égouttés et hachés
- Huile d'olive extra vierge – 10 ml
- Citron - 1, avec son jus
- Roquette - 2 feuilles
- Moutarde de Dijon – 15 gr
- Sel et poivre - au goût

PRÉPARATION

1. Mélanger la moutarde, l'huile et le jus de citron dans un bol pour faire une vinaigrette. Dans un saladier, mélanger les cœurs d'artichauts, le thon, les olives vertes, la roquette et les pignons de pin.
2. Dans un autre saladier, mélanger le thon, la roquette, les pignons de pin, les cœurs d'artichauts et le thon.
3. Verser le mélange de vinaigrette sur la salade et servir frais.

NUTRIMENTS

- Calories 101
- Lipides 0.2 g
- Carbohydrates 19.1 g
- Sucre 10.9 g
- Protéines 1.5 g
- Cholestérol 80 mg

3. Salade d'Epinards aigre-douce
Temps de préparation : 15 minutes
Portions :   4
INGRÉDIENTS
- Oignons rouges - 2, coupés en tranches
- Feuilles de bébés épinards - 4
- Huile de sésame – une goutte
- Vinaigre de cidre de pomme – 10 ml
- Miel – une goutte
- Graines de sésame – 30 gr
- Sel et poivre - au goût

PRÉPARATION
1. Mélangez le miel, l'huile de sésame, le vinaigre et les graines de sésame dans un petit bol pour faire une vinaigrette. Ajoutez du sel et du poivre selon votre goût.
2. Ajouter les oignons rouges et les épinards dans un saladier.
3. Verser le vinaigre sur la salade et servir pendant qu'elle est fraîche.

NUTRIMENTS
- Calories 296
- Lipides 0.2 g
- Carbohydrates 19.1 g
- Sucre 21.9 g
- Protéines 0.5 g
- Cholestérol 100 mg

4. **Salade d'Aubergines facile**

Temps de préparation : 30 minutes

Portions : 4

INGRÉDIENTS

- Sel et poivre - au goût
- Aubergines - 2, coupées en tranches
- Paprika fumé – une pincée
- Huile d'olive extra vierge – 10 ml
- Gousses d'ail - 2, émincées
- Légumes verts mélangés – 900 gr
- Vinaigre de Xérès – 10 ml

PRÉPARATION

1. Mélanger l'ail, le paprika et l'huile dans un petit bol.
2. Placer l'aubergine dans une assiette et saupoudrer de sel et de poivre selon votre goût. Ensuite, badigeonner le mélange d'huile sur l'aubergine.
3. Faire cuire l'aubergine sur une poêle à griller à température moyenne jusqu'à ce qu'elle soit dorée des deux côtés. Une fois cuite, mettre l'aubergine dans un saladier.
4. Recouvrir de verdure et de vinaigre, servir et déguster.

NUTRIMENTS

- Calories 206
- Lipides 0.2 g
- Carbohydrates 20.1 g
- Sucre 11.9 g
- Protéines 0.5 g
- Cholestérol 90 mg

5. **Salade Douce de Patates Douces**

Préparation : 30 minutes
Temps de cuisson : 30 minutes
Portions : 4

INGRÉDIENTS

- Miel – 30 gr
- Épice de sumac – une pincée
- Patate douce - 2, finement tranchées
- Huile d'olive extra vierge – 15 ml
- Menthe séchée – une pincée
- Vinaigre balsamique – une goutte
- Sel et poivre - au goût
- Grenade - 1, épépinée
- Verdures mélangées – 1,3 kg

PRÉPARATION

1. Placer les tranches de patate douce dans une assiette et ajouter le sumac, la menthe, le sel et le poivre des deux côtés. Ensuite, arroser les deux côtés d'huile et de miel.
2. Ajouter de l'huile dans une poêle à griller et faire chauffer. Faire griller les patates douces à feu moyen jusqu'à ce qu'elles soient dorées des deux côtés.
3. Mettre les patates douces dans un saladier et les garnir de grenade et de légumes verts mélangés.
4. Remuer et manger tout de suite

NUTRIMENTS

- Calories 76
- Lipides 0.2 g
- Carbohydrates 19.1 g
- Sucre 11.9 g
- Protéines 0.5 g
- Cholestérol 90 mg

6. Délicieuse Salade de Pois Chiches

Temps de préparation : 15 minutes

Portions : 4

INGRÉDIENTS

- Pois chiches - 1 boîte, égouttés
- Tomates cerises – 200 gr, en quartiers
- Persil – 30 gr, haché
- Raisins rouges sans pépins – 80 gr, coupés en deux
- Fromage feta – 75 gr, en cubes
- Sel et poivre - au goût
- Jus de citron – une goutte
- Yaourt grec – 60 gr
- Huile d'olive extra vierge – 10 ml

PRÉPARATION

1. Dans un saladier, mélanger le persil, les pois chiches, les raisins, la feta et les tomates.
2. Ajouter le reste des ingrédients, saler et poivrer selon votre goût.
3. Cette salade fraîche est meilleure lorsqu'elle est servie immédiatement.

NUTRIMENTS

- Calories 226
- Lipides 0.2 g
- Carbohydrates 19.1 g
- Sucre 11.9 g
- Protéines 18.5 g
- Cholestérol 90 mg

7. Salade de Couscous et de Roquette

Préparation : 30 minutes

Temps de cuisson : 20 minutes

Portions : 4

INGRÉDIENTS

- Couscous – 90 gr
- Bouillon de légumes – 240 ml
- Asperges - 1 botte, épluchées
- Citron - 1, avec son jus
- Estragon séché – une pincée
- Roquette – 120 gr
- Sel et poivre - au goût

PRÉPARATION

1. Faire chauffer le bouillon de légumes dans une casserole jusqu'à ce qu'il soit chaud. Retirer du feu et ajouter le couscous. Couvrir jusqu'à ce que le couscous ait absorbé tout le bouillon.
2. Verser dans un bol et aérer avec une fourchette, puis mettre de côté pour refroidir.
3. Éplucher les asperges à l'aide d'un épluche-légumes, en les transformant en rubans, et les mettre dans un bol avec le couscous.
4. Ajouter le reste des ingrédients et saler et poivrer selon votre goût.
5. Servir la salade immédiatement.

NUTRIMENTS

- Calories 206
- Lipides 0.2 g
- Carbohydrates 29.1 g
- Sucre 11.9 g
- Protéines 11.5 g
- Cholestérol 90 mg

8. Salade d'Epinards et de Feta Grillée

Préparation : 30 minutes
Temps de cuisson : 20 minutes
Portions : 6

INGRÉDIENTS

- Fromage feta – 150 gr, tranché
- Olives noires – 40 gr, tranchées
- Olives vertes – 40 gr, tranchées
- Bébés épinards – 120 gr
- Gousses d'ail - 2, émincées
- Câpres – une pincée, hachées
- Huile d'olive extra vierge – 10 ml
- Vinaigre de vin rouge – une goutte

PRÉPARATION

1. Faire griller les tranches de feta à feu moyen à élever jusqu'à ce qu'elles soient dorées des deux côtés.
2. Dans un saladier, mélanger les olives vertes, les olives noires et les épinards.
3. Dans un autre bol, mélanger le vinaigre, les câpres et l'huile pour faire une vinaigrette.
4. Garnir la salade avec la vinaigrette et le fromage et c'est prêt à servir.

NUTRIMENTS

- Calories 196
- Lipides 0.8 g
- Carbohydrates 19.1 g
- Sucre 11.9 g
- Protéines 1.5 g
- Cholestérol 100 mg

9. Salade Fraîche et Crémeuse
Temps de préparation : 15 minutes
Portions : 4
INGRÉDIENTS

- Yaourt grec – 115 gr
- Aneth – 30 gr, haché
- Jus de citron – une goutte
- Concombres - 4, en dés
- Gousses d'ail - 2, émincées
- Sel et poivre - au goût

PRÉPARATION

1. Mélanger tous les ingrédients   dans un saladier.
2. Ajoutez du sel et du poivre selon votre goût et dégustez.

NUTRIMENTS

- Calories 146
- Lipides 0.2 g
- Carbohydrates 29.1 g
- Sucre 11.9 g
- Protéines 1.5 g
- Cholestérol 10 mg

10. Salade d'Eté au Saumon Grillé

Préparation : 30 minutes
Temps de cuisson : 30 minutes
Portions : 4

INGRÉDIENTS

- Filets de saumon - 2
- Sel et poivre - au goût
- Bouillon de légumes – 480 ml
- Boulgour – 90 gr
- Tomates cerises – 200 gr, coupées en deux
- Maïs doux – 55 gr
- Citron - 1, avec son jus
- Olives vertes – 80 gr, tranchées
- Concombre - 1, en cubes
- Oignon vert - 1, haché
- Poivron rouge - 1, haché
- Poivron rouge - 1, évidé et coupé en dés

PRÉPARATION

1. Faites chauffer une poêle à griller à feu moyen et placez-y le saumon, en l'assaisonnant de sel et de poivre. Faites griller les deux côtés du saumon jusqu'à ce qu'ils soient dorés et mettez-les de côté.

2. Faites chauffer le bouillon dans une casserole jusqu'à ce qu'il soit chaud, puis ajoutez le boulgour et faites-le cuire jusqu'à ce que le liquide soit complètement absorbé par le boulgour.

3. Mélanger le saumon, le boulgour et tous les autres ingrédients dans un saladier, et ajouter à nouveau du sel et du poivre, si nécessaire, selon votre goût.

4. Servir la salade dès qu'elle est terminée.

NUTRIMENTS

- Calories 186
- Lipides 0.2 g
- Carbohydrates 19.1 g
- Sucre 11.9 g
- Protéines 2.5 g
- Cholestérol 10 mg

CHAPTER 9:

Pâtes, Riz & Céréales

1. Délicieuses Pâtes au Poulet
Temps de préparation : 10 minutes
 Temps de cuisson : 17 minutes
Portions :   4
INGRÉDIENTS

- 3 poitrines de poulet, sans peau, désossées, coupées en morceaux
- 160 gr de pâtes à grains entiers
- 80 gr d'olives, tranchées
- 100 gr de tomates séchées au soleil
- 14 gr de poivrons rouges rôtis, hachés
- Boîte de tomates de 500 gr, coupées en dés
- 500 gr de sauce marinara
- 240 ml de bouillon de poulet
- Poivre
- Sel

PRÉPARATION

1. Ajoutez tous les ingrédients, sauf les pâtes complètes, dans l'Instant Pot (ou multicuiseur) instantanée et remuez bien.
2. Fermer l'Instant Pot (ou multicuiseur) avec le couvercle et faire cuire à température élevée pendant 12 minutes.
3. Une fois la cuisson terminée, laisser la pression s'échapper naturellement. Retirer le couvercle.
4. Ajouter les pâtes et bien remuer. Refermez l'Instant Pot (ou multicuiseur), sélectionnez le mode manuel et réglez la minuterie pour 5 minutes.

5. Une fois la cuisson terminée, laisser la pression se relâcher naturellement pendant 5 minutes, puis relâcher le reste de la pression à l'aide de l'ouverture rapide. Retirer le couvercle.
6. Bien mélanger et servir.

NUTRIMENTS

- Calories 615
- Lipides 15.4 g
- Carbohydrates 71 g
- Sucre 17.6 g
- Protéines 48 g
- Cholestérol 100 mg

2. Bol de Riz aux saveurs de Taco

Temps de préparation : 10 minutes
Temps de cuisson : 14 minutes
Portions : 8

INGRÉDIENTS

- 450 gr de bœuf haché
- 90 gr de fromage cheddar, râpé
- 340 gr de haricots rouges en boîte
- Une pincée d'assaisonnement pour tacos
- 500 ml de salsa
- 480 ml d'eau
- 400 gr de riz brun
- Poivre
- Sel

PRÉPARATION

1. Réglez l'Instant Pot (ou multicuiseur) en mode sauté.
2. Ajoutez la viande dans l'Instant Pot (ou multicuiseur) et faites-la sauter jusqu'à ce qu'elle soit brune.
3. Ajouter l'eau, les haricots, le riz, l'assaisonnement pour tacos, le poivre et le sel et bien mélanger.
4. Une fois la cuisson terminée, relâcher la pression à l'aide du dispositif de dégagement rapide. Retirer le couvercle.
5. Ajouter le cheddar et remuer jusqu'à ce que le fromage soit fondu.
6. Servir et déguster.

NUTRIMENTS

- Calories 464
- Lipides 15.3 g
- Carbohydrates 48.9 g
- Sucre 2.8 g
- Protéines 32.2 g
- Cholestérol 83 mg

3. Macaroni au Fromage

Temps de préparation : 10 minutes
Temps de cuisson : 10 minutes
Portions : 6

INGRÉDIENTS

- 300 gr de pâtes coudées complètes
- 960 ml d'eau
- 400 gr de tomate en boîte, coupée en dés
- Une pincée d'ail haché - 10 ml d'huile d'olive
- 30 gr d'oignons verts, hachés
- 45 gr de fromage parmesan, râpé
- 120 gr de fromage mozzarella, râpé
- 113 gr de fromage cheddar, râpé
- 60 gr de passata
- 240 ml de lait d'amande non sucré
- 170 gr d'artichauts marinés, coupés en dés
- 120 gr de tomates séchées au soleil, coupées en tranches
- 80 gr d'olives, coupées en tranches
- Une pincée de sel

PRÉPARATION

1. Ajouter les pâtes, l'eau, les tomates, l'ail, l'huile et le sel dans l'Instant Pot (ou multicuiseur) instantanée et bien mélanger.
2. Fermer l'Instant Pot (ou multicuiseur) avec le couvercle et cuire à haute intensité pendant 4 minutes.
3. Une fois la cuisson terminée, laisser la pression se relâcher naturellement pendant 5 minutes, puis relâcher le reste en utilisant la libération rapide. Retirer le couvercle.
4. Mettre la casserole en mode sauté. Ajouter l'oignon vert, le parmesan, la mozzarella, le cheddar, la passata, le lait d'amande, l'artichaut, les tomates séchées et l'olive. Bien mélange. Bien mélanger et cuire jusqu'à ce que le fromage soit fondu. Servir et déguster.

NUTRIMENTS

- Calories 519 Lipides 17.1 g Carbohydrates 66.5 g
- Sucre 5.2 g Protéines 25 g Cholestérol 26 mg

4. Riz aux Concombres et aux Olives

Temps de préparation : 10 minutes
Temps de cuisson : 10 minutes
Portions : 8

INGRÉDIENTS

- 400 gr de riz, rincé
- 80 gr d'olives dénoyautées
- 113 gr de concombre, haché
- Une goutte de vinaigre de vin rouge
- Une pincée de zeste de citron, râpé
- Une goutte de jus de citron frais
- 10 ml d'huile d'olive
- 480 ml de bouillon de légumes
- Une pincée d'origan séché
- 1 poivron rouge, haché
- 65 gr d'oignon haché
- Une goutte d'huile d'olive
- Poivre
- Sel

PRÉPARATION

1. Ajoutez de l'huile dans la casserole intérieure de l'Instant Pot (ou multicuiseur) (ou multicuiseur) instantanée et réglez l'Instant Pot (ou multicuiseur) sur le mode sauté.
2. Ajoutez l'oignon et faites-le sauter pendant 3 minutes.
3. Ajouter le poivron et l'origan et faire sauter pendant 1 minute. Ajouter le riz et le bouillon et bien mélanger.
4. Fermer l'L'Instant Pot (ou multicuiseur) avec le couvercle et cuire à haute intensité pendant 6 minutes.
5. Une fois la cuisson terminée, laisser la pression se relâcher naturellement pendant 10 minutes, puis relâcher le reste à l'aide de l'ouverture rapide. Retirer le couvercle. Ajouter le reste des ingrédients et bien mélanger le tout. Servir immédiatement et savourer.

NUTRIMENTS

- Calories 229 Lipides 5.1 g Carbohydrates 40.2 g
- Sucre 1.6 g Protéines 4.9 g Cholestérol 0 mg

5. Risotto aux Herbes

Temps de préparation : 10 minutes
Temps de cuisson : 15 minutes
Portions : 4

INGRÉDIENTS

- 400 gr de riz
- 30 gr de fromage parmesan, râpé
- 100 gr de crème épaisse
- Une pincée d'origan frais, haché
- 15 gr de basilic frais, haché
- Une pincée de sauge, hachée
- 1 oignon, haché
- 10 ml d'huile d'olive
- Une pincée d'ail émincé
- 960 ml de bouillon de légumes
- Poivre
- Sel

PRÉPARATION

1. Ajoutez de l'huile dans la casserole intérieure de l'Instant Pot (ou multicuiseur) et réglez la casserole sur le mode sauté.
2. Ajoutez l'ail et l'oignon et faites-les sauter pendant 2 à 3 minutes.
3. Ajouter le reste des ingrédients, sauf le parmesan et la crème épaisse, et bien mélanger.
4. Fermer l'L'Instant Pot (ou multicuiseur) avec le couvercle et faire cuire à température élevée pendant 12 minutes.
5. Une fois la cuisson terminée, laisser la pression se relâcher naturellement pendant 10 minutes, puis relâcher le reste de la pression à l'aide de l'ouverture rapide. Retirer le couvercle.
6. Incorporer la crème et le fromage et servir.

NUTRIMENTS

- Calories 514 Lipides 17.6 g
- Carbohydrates 79.4 g Sucre 2.1 g
- Protéines 8.8 g Cholestérol 36 mg

6. Délicieuses Pâtes Primavera

Temps de préparation : 10 minutes
Temps de cuisson : 4 minutes
Portions : 4

INGRÉDIENTS

- 140 gr de pâtes penne de blé entier
- Une goutte de jus de citron frais
- 30 gr de persil frais haché
- 35 gr d'amandes effilées
- 22 gr de fromage parmesan râpé
- Boîte de tomates de 500 gr, en dés
- 90 gr de pruneaux
- 60 gr de courgettes, hachées
- 75 gr d'asperges, coupées en morceaux de 1 pouce
- 65 gr de carottes coupées en morceaux
- 90 gr de brocoli haché
- 420 ml de bouillon de légumes
- Poivre
- Sel

PRÉPARATION

1. Ajouter le bouillon, le persil, les tomates, les pruneaux, les courgettes, les asperges, les carottes et le brocoli dans l'Instant Pot (ou multicuiseur) et bien mélanger.
2. Fermer la casserole avec le couvercle et faire cuire à température élevée pendant 4 minutes.
3. Une fois la cuisson terminée, relâcher la pression à l'aide du dispositif de dégagement rapide. Retirer le couvercle.
4. Ajouter le reste des ingrédients, bien mélanger et servir.

NUTRIMENTS

- Calories 303
- Lipides 2.6 g
- Carbohydrates 63.5 g
- Sucre 13.4 g
- Protéines 12.8 g
- Cholestérol 1 mg

7. Pâtes aux Poivrons Rôtis

Temps de préparation : 10 minutes
Temps de cuisson : 13 minutes
Portions : 6

INGRÉDIENTS

- 450 gr de pâtes penne de blé entier
- Une pincée d'assaisonnement italien
- 960 ml de bouillon de légumes
- Une pincée d'ail émincé
- 1/2 oignon, haché
- Casserole de 280 gr de poivrons rouges rôtis
- 150 gr de fromage feta, émietté
- Une goutte d'huile d'olive
- Poivre
- Sel

PRÉPARATION

1. Ajoutez le poivron rôti dans le mixeur et mixez jusqu'à obtenir un mélange homogène.
2. Ajoutez de l'huile dans la casserole intérieure de l'L'Instant Pot (ou multicuiseur) et réglez la casserole sur le mode sauté.
3. Ajouter l'ail et l'oignon et faire sauter pendant 2 à 3 minutes.
4. Ajouter le poivron rôti mixé et faire sauter pendant 2 minutes.
5. Ajouter le reste des ingrédients, sauf le fromage feta, et bien mélanger.
6. Fermer l'L'Instant Pot (ou multicuiseur) avec le couvercle et cuire à haute intensité pendant 8 minutes.
7. Une fois la cuisson terminée, laisser la pression se relâcher naturellement pendant 5 minutes, puis relâcher le reste à l'aide de l'ouverture rapide. Retirer le couvercle.
8. Garnir de fromage feta et servir.

NUTRIMENTS

- Calories 459 Lipides 10.6 g Carbohydrates 68.1 g
- Sucre 2.1 g Protéines 21.3 g Cholestérol 24 mg

28. Riz au Fromage, Basilic et Tomate

Temps de préparation : 10 minutes
Temps de cuisson : 26 minutes
Portions : 8

INGRÉDIENTS

- 300 gr de riz brun
- 90 gr de fromage parmesan, râpé
- 15 gr de basilic frais, haché
- 320 gr de tomates raisin, coupées en deux
- 250 gr de sauce tomate en boîte
- 420 ml de bouillon de légumes
- Une pincée d'ail, émincé
- 65 gr d'oignon coupé en dés
- Une goutte d'huile d'olive
- Poivre
- Sel

PRÉPARATION

1. Ajoutez de l'huile dans la casserole intérieure de L'Instant Pot (ou multicuiseur) et mettez la casserole en mode sauté.
2. Ajoutez l'ail et l'oignon et faites-les sauter pendant 4 minutes.
3. Ajouter le riz, la sauce tomate, le bouillon, le poivre et le sel et bien mélanger.
4. Fermer la casserole avec le couvercle et cuire à haute température pendant 22 minutes.
5. Une fois la cuisson terminée, laisser la pression se relâcher naturellement pendant 10 minutes, puis relâcher le reste en utilisant la détente rapide. Retirer le couvercle.
6. Ajouter le reste des ingrédients et bien mélanger.
7. Servir et déguster.

NUTRIMENTS

- Calories 208 Lipides 5.6 g
- Carbohydrates 32.1 g Sucre 2.8 g
- Protéines 8.3 g
- Cholestérol 8 mg

9. Mac & Cheese

Temps de préparation : 10 minutes
Temps de cuisson : 4 minutes
Portions : 8

INGRÉDIENTS

- 450 gr de pâtes à grains entiers
- 45 gr de fromage parmesan, râpé
- 450 gr de fromage cheddar, râpé
- 240 ml de lait
- Une pincée de poudre d'ail
- Une goutte de moutarde moulue
- 10 ml d'huile d'olive
- 960 ml d'eau
- Poivre
- Sel

PRÉPARATION

1. Ajouter les pâtes, la poudre d'ail, la moutarde, l'huile, l'eau, le poivre et le sel dans l'Instant Pot (ou multicuiseur).
2. Fermer la casserole avec le couvercle et faire cuire à température élevée pendant 4 minutes.
3. Une fois la cuisson terminée, relâchez la pression en utilisant la libération rapide. Retirer le couvercle.
4. A Ajouter le reste des ingrédients, bien mélanger et servir.

NUTRIMENTS

- Calories 509
- Lipides 25.7 g
- Carbohydrates 43.8 g
- Sucre 3.8 g
- Protéines 27.3 g
- Cholestérol 66 mg

10. Pâtes au Thon

Temps de préparation : 10 minutes
Temps de cuisson : 8 minutes
Portions : 6

INGRÉDIENTS

- 120 gr de thon en boîte, égoutté
- 300 gr de pâtes rotini de blé entier
- 45 gr de fromage mozzarella, coupé en cubes
- 55 gr de fromage parmesan, râpé
- Une pincée de basilic séché
- 480 gr de tomates en boîte, coupées en dés
- 960 ml de bouillon de légumes
- Une pincée d'ail, émincé
- 226 gr de champignons, coupés en tranches
- 2 courgettes, coupées en tranches
- 1 oignon, haché
- 10 ml d'huile d'olive
- Poivre - Sel

PRÉPARATION

1. Ajoutez de l'huile dans la casserole intérieure de l'Instant Pot (ou multicuiseur) et réglez la casserole sur le mode sauté. Ajouter les champignons, les courgettes et l'oignon et faire sauter jusqu'à ce que l'oignon soit ramolli.
2. Ajoutez l'ail et faites-le sauter pendant une minute.
3. Ajouter les pâtes, le basilic, le thon, les tomates et le bouillon et bien mélanger.
4. Fermer la casserole avec le couvercle et cuire à haute intensité pendant 4 minutes.
5. Une fois la cuisson terminée, laisser la pression se relâcher naturellement pendant 5 minutes, puis relâcher le reste à l'aide d'un dispositif de dégagement rapide. Retirer le couvercle.
6. Ajouter le reste des ingrédients, bien mélanger et servir.

NUTRIMENTS

- Calories 346 Lipides 11.9 g Carbohydrates 31.3 g
- Sucre 6.3 g Protéines 6.3 g Cholestérol 30 mg

~ 83 ~

CHAPTER 10:

Recettes des Produits de Mer & de Poisson

1. Filets de Poisson Méditerranéen

Temps de préparation : 10 minutes
Temps de cuisson : 3 minutes
Portions : 4

INGRÉDIENTS

- 4 filets de morue
- 450 gr de tomates raisin, coupées en deux
- 160 gr d'olives, dénoyautées et tranchées
- Une poignée de câpres
- Une pincée de thym séché
- 10 ml d'huile d'olive
- Une pincée d'ail émincé
- Poivre
- Sel

PRÉPARATION

1. Verser 240 ml d'eau dans l'Instant Pot (ou multicuiseur), puis placer la grille de cuisson à la vapeur dans la casserole.
2. Vaporisez un plat de cuisson résistant à la chaleur avec un spray de cuisson.
3. Ajouter la moitié des tomates raisin dans le plat et assaisonner avec du poivre et du sel.
4. Disposer les filets de poisson sur les tomates raisins. Arroser d'huile et assaisonner avec l'ail, le thym, les câpres, le poivre et le sel.
5. Répartir les olives et le reste des tomates raisins sur les filets de poisson.

6. Placer le plat sur le dessus de la grille de cuisson à la vapeur dans la casserole.
7. Fermer la casserole à l'aide d'un couvercle et sélectionner la cuisson manuelle et la cuisson à haute intensité pendant 3 minutes.
8. Une fois la cuisson terminée, relâchez la pression à l'aide de la libération rapide. Retirez le couvercle.
9. Servir et profiter.

NUTRIMENTS

- Calories 212
- Lipides 11.9 g
- Carbohydrates 7.1 g
- Sucre 3 g
- Protéines 21.4 g
- Cholestérol 55 mg

2. Saveurs Cioppino

Temps de préparation : 10 minutes
Temps de cuisson : 5 minutes
Portions : 6

INGRÉDIENTS

- 450 gr de morue, coupée en morceaux
- 675 gr de crevettes
- Boîte de tomates de 875 gr, coupées en dés
- 240 ml de vin blanc sec
- 1 feuille de laurier
- Une pincée de poivre de Cayenne
- Une pincée d'origan
- 1 échalote, hachée
- Une pincée d'ail émincé
- Une goutte d'huile d'olive
- Une pincée de sel

PRÉPARATION

1. Ajoutez de l'huile dans la casserole intérieure de l'Instant Pot (ou multicuiseur) et réglez la casserole sur le mode sauté.
2. Ajoutez l'échalote et l'ail et faites-les sauter pendant 2 minutes.
3. Ajouter le vin, la feuille de laurier, le poivre de Cayenne, l'origan et le sel et faire cuire pendant 3 minutes.
4. Ajouter le reste des ingrédients et bien mélanger.
5. Fermer la casserole à l'aide d'un couvercle et sélectionner le mode manuel et cuire à feu doux pendant 0 minute.
6. Une fois la cuisson terminée, relâchez la pression à l'aide de la libération rapide. Retirer le couvercle.
7. Servez et profitez.

NUTRIMENTS

- Calories 281 Lipides 5 g
- Carbohydrates 10.5 g
- Sucre 4.9 g Protéines 40.7 g
- Cholestérol 266 mg

3. **Délicieuses Crevettes Alfredo**

Temps de préparation : 10 minutes
Temps de cuisson : 3 minutes
Portions : 4

INGRÉDIENTS

- 12 crevettes, enlever les carapaces
- Une pincée d'ail émincé
- 20 gr de fromage parmesan
- 280 gr de nouilles rotini de blé entier
- 240 ml de bouillon de poisson
- 500 ml de sauce Alfredo
- 1 oignon, haché
- Sel

PRÉPARATION

1. Ajouter tous les ingrédients sauf le parmesan dans l'Instant Pot (ou multicuiseur) et bien mélanger.
2. Fermer la casserole avec le couvercle et faire cuire à haute intensité pendant 3 minutes.
3. Une fois la cuisson terminée, relâchez la pression à l'aide du dispositif de dégagement rapide. Retirer le couvercle.
4. Incorporer le fromage et servir.

NUTRIMENTS

- Calories 669
- Lipides 23.1 g
- Carbohydrates 76 g
- Sucre 2.4 g
- Protéines 37.8 g
- Cholestérol 190 mg

4. Filets de Poisson aux Tomates et aux Olives

Temps de préparation : 10 minutes
Temps de cuisson : 8 minutes
Portions : 4

INGRÉDIENTS

- 900 gr de filets de flétan
- 2 brins d'origan
- 2 brins de romarin
- 30 ml de jus de citron vert frais
- 160 gr d'olives dénoyautées
- Boîte de tomates de 875 gr, en dés
- Une pincée d'ail émincé
- 1 oignon, haché
- 10 ml d'huile d'olive

PRÉPARATION

1. Ajoutez de l'huile dans la casserole intérieure de l'Instant Pot (ou multicuiseur) et réglez la casserole sur le mode sauté.
2. Ajoutez l'oignon et faites-le sauter pendant 3 minutes.
3. Ajoutez l'ail et faites-le sauter pendant une minute.
4. Ajouter le jus de citron vert, les olives, les brins d'herbes et les tomates et bien mélanger.
5. Fermer la casserole avec le couvercle et cuire à haute intensité pendant 3 minutes.
6. Une fois la cuisson terminée, relâcher la pression à l'aide du dispositif de dégagement rapide. Retirer le couvercle.
7. Ajouter les filets de poisson et refermer la casserole avec le couvercle et faire cuire à température élevée pendant 2 minutes.
8. Une fois la cuisson terminée, relâchez la pression à l'aide du dispositif de dégagement rapide. Retirer le couvercle.
9. Servir et profiter.

NUTRIMENTS

- Calories 333 Lipides 19.1 g
- Carbohydrates 31.8 g Sucre 8.4 g
- Protéines 13.4 g Cholestérol 5 mg

5. Crevettes Scampi

Temps de préparation : 10 minutes
Temps de cuisson : 8 minutes
Portions : 6

INGRÉDIENTS

- 450 gr de pâtes penne de blé entier
- 450 gr de crevettes roses
- Une poignée d'ail émincé
- Une pincée de cayenne
- Une pincée d'assaisonnement italien
- 48 ml d'huile d'olive
- 840 ml de bouillon de poisson
- Poivre
- Sel

PRÉPARATION

1. Ajouter tous les ingrédients dans la casserole intérieure de l'Instant Pot (ou multicuiseur) et bien mélanger.
2. Fermer la casserole avec le couvercle et faire cuire à température élevée pendant 6 minutes.
3. Une fois la cuisson terminée, relâchez la pression à l'aide de la libération rapide. Retirer le couvercle.
4. Bien mélanger et servir.

NUTRIMENTS

- Calories 435
- Lipides 12.6 g
- Carbohydrates 54.9 g
- Sucre 0.1 g
- Protéines 30.6 g
- Cholestérol 116 mg

6. Pâtes au Thon à l'Italienne

Temps de préparation : 10 minutes
Temps de cuisson : 5 minutes
Portions : 6

INGRÉDIENTS

- 280 gr de pâtes de blé entier
- Une poignée de câpres
- 40 gr de thon
- 400 gr de tomates en boîte, écrasées
- 2 anchois
- Une pincée d'ail émincé
- Une goutte d'huile d'olive
- Sel

PRÉPARATION

1. Ajoutez de l'huile dans la casserole intérieure de l'Instant Pot (ou multicuiseur) et réglez la casserole sur le mode sauté.
2. Ajouter les anchois et l'ail et faire sauter pendant 1 minute.
3. Ajouter le reste des ingrédients et bien mélanger. Versez suffisamment d'eau dans la casserole pour couvrir les pâtes.
4. Fermer la casserole à l'aide d'un couvercle et sélectionner le mode manuel et cuire à feu doux pendant 4 minutes.
5. Une fois la cuisson terminée, relâchez la pression à l'aide de la libération rapide. Retirez le couvercle.
6. Remuer et servir.

NUTRIMENTS

- Calories 339
- Lipides 6 g
- Carbohydrates 56.5 g
- Sucre 5.2 g
- Protéines 15.2 g
- Cholestérol 10 mg

7. Palourdes à l'Ail

Temps de préparation : 10 minutes
Temps de cuisson : 5 minutes
Portions : 4

INGRÉDIENTS

- 1,3 kg de palourdes, propres
- 4 gousses d'ail
- 48 ml d'huile d'olive
- 120 ml de jus de citron frais
- 240 ml de vin blanc
- Poivre
- Sel

PRÉPARATION

1. Ajoutez de l'huile dans la casserole intérieure de l'Instant Pot (ou multicuiseur) et réglez la casserole sur le mode sauté.
2. Ajoutez l'ail et faites-le sauter pendant 1 minute.
3. Ajouter le vin et laisser cuire pendant 2 minutes.
4. Ajouter le reste des ingrédients et bien mélanger.
5. Fermer la casserole à l'aide du couvercle et cuire à haute intensité pendant 2 minutes.
6. Une fois la cuisson terminée, laisser la pression se relâcher naturellement. Retirer le couvercle.
7. Servir et profiter.

NUTRIMENTS

- Calories 332
- Lipides 13.5 g
- Carbohydrates 40.5 g
- Sucre 12.4 g
- Protéines 2.5 g
- Cholestérol 0 mg

8. Délicieux Tacos de Poisson

Temps de préparation : 10 minutes
Temps de cuisson : 8 minutes
Portions : 8

INGRÉDIENTS

- 4 filets de tilapia
- 15 gr de coriandre fraîche, hachée
- 60 ml de jus de citron vert frais
- Une pincée de paprika
- Une goutte d'huile d'olive
- Poivre
- Sel

PRÉPARATION

1. Verser 480 ml d'eau dans l'Instant Pot (ou multicuiseur), puis placer la grille du cuiseur vapeur dans la casserole.
2. Placez les filets de poisson sur du papier sulfurisé.
3. Assaisonner les filets de poisson avec du paprika, du poivre et du sel, puis les arroser d'huile et de jus de citron vert.
4. Replier le papier sulfurisé autour des filets de poisson et les placer sur une grille à vapeur dans la casserole.
5. Fermer la casserole avec le couvercle et faire cuire à température élevée pendant 8 minutes.
6. Une fois la cuisson terminée, relâchez la pression à l'aide de la libération rapide. Retirez le couvercle.
7. Retirez le paquet de poisson de la casserole et ouvrez-le.
8. Déchiqueter le poisson à la fourchette et servir.

NUTRIMENTS

- Calories 67
- Lipides 2.5 g
- Carbohydrates 1.1 g
- Sucre 0.2 g
- Protéines 10.8 g
- Cholestérol 28 mg

9. Filet de Poisson au Pesto

Temps de préparation : 10 minutes
Temps de cuisson : 8 minutes
Portions : 4

INGRÉDIENTS

- 4 filets de flétan
- 120 ml d'eau
- Une pincée de zeste de citron, râpé
- Une pincée de câpres
- 30 gr de basilic haché
- Une pincée d'ail haché
- 1 avocat, pelé et haché
- Poivre
- Sel

PRÉPARATION

1. Ajoutez le zeste de citron, les câpres, le basilic, l'ail, l'avocat, le poivre et le sel dans le mixeur jusqu'à ce que le mélange soit homogène.
2. Déposer les filets de poisson sur une feuille d'aluminium et répartir le mélange mixé sur les filets de poisson.
3. Replier le papier d'aluminium autour des filets de poisson.
4. Verser de l'eau dans l'Instant Pot (ou multicuiseur) et placer le dessous de plat dans la casserole.
5. Placez le paquet de poisson en papier d'aluminium sur le dessous de plat.
6. Fermer la casserole avec le couvercle et faire cuire à température élevée pendant 8 minutes.
7. Une fois la cuisson terminée, laisser la pression se relâcher naturellement. Retirer le couvercle.
8. Servir et profiter.

NUTRIMENTS

- Calories 426
- Lipides 16.6 g
- Carbohydrates 5.5 g
- Sucre 0.4 g
- Protéines 61.8 g Cholestérol 93 mg

CHAPTER 11:

Légumes

1. Courgettes à l'Ail et au Basilic

Temps de préparation : 10 minutes
Temps de cuisson : 8 minutes
Portions : 4
INGRÉDIENTS

- 250 gr de courgettes, tranchées
- 15 gr de basilic frais, haché
- Une pincée de flocons de poivre rouge
- 500 gr de tomate en boîte, hachée
- Une pincée d'ail émincé
- 1/2 oignon, haché
- 38 gr de fromage feta, émietté
- Une goutte d'huile d'olive
- Sel

PRÉPARATION

1. Ajouter l'oignon et l'ail et faire sauter pendant 2 minutes.
2. Ajouter le reste des ingrédients, sauf la feta, et bien mélanger.
3. Fermer la casserole avec le couvercle et cuire à température élevée pendant 6 minutes.
4. Une fois la cuisson terminée, laisser la pression se relâcher naturellement. Retirer le couvercle.
5. Garnir de fromage feta et servir.

NUTRIMENTS

- Calories 99 Lipides 5.7 g
- Carbohydrates 10.4 g Sucre 6.1 g
- Protéines 3.7 g Cholestérol 8 mg

2. Haricots Verts à la Feta

Temps de préparation : 10 minutes
Temps de cuisson : 15 minutes
Portions : 4

INGRÉDIENTS

- 675 gr de haricots verts, parés
- 38 gr de fromage feta, émietté
- Boîte de tomates de 875 gr, écrasées
- Une pincée d'origan
- Une pincée à thé de cumin
- 120 ml d'eau
- Une goutte d'huile d'olive
- Une pincée d'ail émincé
- 1 oignon, haché
- 450 gr de mini-casseroles, nettoyées et coupées en morceaux
- Poivre
- Sel

PRÉPARATION

1. Ajouter l'oignon et l'ail et faire sauter pendant 3 à 5 minutes.
2. Ajouter le reste des ingrédients, sauf la feta, et bien mélanger.
3. Fermer la casserole avec le couvercle et cuire à haute intensité pendant 10 minutes.
4. Une fois la cuisson terminée, laisser la pression se relâcher naturellement pendant 5 minutes, puis relâcher le reste à l'aide de l'ouverture rapide. Retirer le couvercle.
5. Garnir de fromage feta et servir.

NUTRIMENTS

- Calories 234 Lipides 6.1 g
- Carbohydrates 40.7 g
- Sucre 10.7 g
- Protéines 9.7 g
- Cholestérol 8 mg

3. Artichauts à l'Ail et au Parmesan
Temps de préparation : 12 minutes
Temps de cuisson : 10 minutes
Portions : 4
INGRÉDIENTS
- 4 artichauts, lavés, parés, et dont le sommet a été coupé
- 120 ml de bouillon de légumes
- 22 gr de fromage parmesan, râpé
- Une goutte d'huile d'olive
- Une pincée d'ail, émincé

PRÉPARATION
1. Verser le bouillon dans l'Instant Pot (ou multicuiseur), puis placer la grille de cuisson à la vapeur dans la casserole.
2. Placer l'artichaut côté vapeur vers le bas sur la grille du cuiseur vapeur dans la casserole.
3. Saupoudrer l'ail et le fromage râpé sur les artichauts et assaisonner de sel. Verser un filet d'huile sur les artichauts.
4. Fermer la casserole avec le couvercle et faire cuire à température élevée pendant 10 minutes.
5. Une fois la cuisson terminée, relâchez la pression à l'aide de la libération rapide. Retirez le couvercle.
6. Servir et profiter.

NUTRIMENTS
- Calories 132
- Lipides 5.2 g
- Carbohydrates 17.8 g
- Sucre 1.7 g
- Protéines 7.9 g
- Cholestérol 4 mg

4. Délicieuses Courgettes au Poivre

Temps de préparation : 10 minutes
Temps de cuisson : 10 minutes
Portions : 6

INGRÉDIENTS

- 1 courgette, coupée en rondelles
- 2 poivrons poblano, coupés en tranches
- Une goutte de crème aigre
- Une pincée de cumin moulu
- 1 courge jaune, coupée en morceaux
- Une pincée d'ail émincé
- 1/2 oignon, coupé en tranches
- Une goutte d'huile d'olive
- Sel

PRÉPARATION

1. Ajouter les poivrons poblano et les faire sauter pendant 5 minutes
2. Ajouter l'oignon et l'ail et les faire sauter pendant 3 minutes.
3. Ajouter le reste des ingrédients, sauf la crème sure, et bien mélanger.
4. Fermer la casserole avec le couvercle et cuire à haute intensité pendant 2 minutes.
5. Une fois la cuisson terminée, relâchez la pression à l'aide de la libération rapide. Retirez le couvercle.
6. Ajouter la crème aigre et bien mélanger et servir.

NUTRIMENTS

- Calories 42
- Lipides 2.9 g
- Carbohydrates 4 g
- Sucre 1.7 g
- Protéines 1 g
- Cholestérol 1 mg

5. Lentilles Brunes Céleri et Carotte

Temps de préparation : 10 minutes
Temps de cuisson : 25 minutes
Portions : 6

INGRÉDIENTS

- 400 gr de lentilles brunes sèches, rincées et égouttées
- 600 ml de bouillon de légumes
- 2 tomates, coupées en morceaux
- Une pincée de flocons de poivre rouge
- Une pincée de cannelle moulue
- 1 feuille de laurier
- Une goutte de pâte de tomate
- 2 branches de céleri, coupées en dés
- 2 carottes, râpées
- Une goutte d'ail émincé
- 2 oignons, hachés
- 48 ml d'huile d'olive
- Poivre
- Sel

PRÉPARATION

1. Ajouter le céleri, la carotte, l'ail, l'oignon, le poivre et le sel et faire sauter pendant 3 minutes.
2. Ajouter le reste des ingrédients et bien mélanger le tout.
3. Fermer la casserole avec le couvercle et cuire à haute température pendant 22 minutes.
4. Une fois la cuisson terminée, relâchez la pression à l'aide de la libération rapide. Retirez le couvercle.
5. Bien mélanger et servir.

NUTRIMENTS

- Calories 137
- Lipides 8.8 g
- Carbohydrates 12.3 g
- Sucre 4.7 g
- Protéines 3.1 g
- Cholestérol 0 mg

6. Artichauts au Citron

Temps de préparation : 10 minutes
Temps de cuisson : 20 minutes
Portions : 4

INGRÉDIENTS

- 4 artichauts, parer et couper le sommet
- 60 ml de jus de citron frais
- 480 ml de bouillon de légumes
- Une pincée de zeste de citron, râpé
- Poivre
- Sel

PRÉPARATION

1. Verser le bouillon dans l'Instant Pot (ou multicuiseur) puis placer la grille de cuisson à la vapeur dans la casserole.
2. P Placer l'artichaut côté vapeur vers le bas sur la grille du cuiseur vapeur dans la casserole.
3. Saupoudrer les artichauts de zeste de citron. Assaisonner de poivre et de sel.
4. Verser le jus de citron sur les artichauts.
5. Fermer la casserole avec le couvercle et cuire à haute température pendant 20 minutes.
6. Une fois la cuisson terminée, laisser la pression se relâcher naturellement pendant 5 minutes, puis relâcher le reste à l'aide de la détente rapide. Retirer le couvercle.
7. Servir et profiter.

NUTRIMENTS

- Calories 83
- Lipides 0.4 g
- Carbohydrates 17.9 g
- Sucre 2.3 g
- Protéines 5.6 g
- Cholestérol 0 mg

7. Courgettes Faciles au Piment

Temps de préparation : 10 minutes
Temps de cuisson : 10 minutes
Portions : 4

INGRÉDIENTS

- 4 courgettes, coupées en cubes
- Une pincée de flocons de piment rouge
- Une pincée de poivre de Cayenne
- Une pincée de poudre de chili
- 60 ml de bouillon de légumes
- Sel

PRÉPARATION

1. Fermer la casserole avec le couvercle et faire cuire à température élevée pendant 10 minutes.
2. Une fois la cuisson terminée, laissez la pression se relâcher naturellement pendant 10 minutes, puis libérez le reste de la pression à l'aide d'un dispositif de dégagement rapide. Retirer le couvercle.
3. Remuer et servir.

NUTRIMENTS

- Calories 38
- Lipides 0.7 g
- Carbohydrates 8.8 g
- Sucre 3.6 g
- Protéines 2.7 g
- Cholestérol 0 mg

8. Délicieux Gombo

Temps de préparation : 10 minutes
Temps de cuisson : 10 minutes
Portions : 4

INGRÉDIENTS

- 200 gr de gombo, haché
- Une pincée d'aneth frais, haché
- Une pincée de paprika
- 200 gr de tomate en boîte, écrasée
- Poivre
- Sel

PRÉPARATION

1. Versez les ingrédients dans une casserole.
2. Fermer la casserole avec le couvercle et cuire à haute température pendant 10 minutes.
3. Une fois la cuisson terminée, laisser la pression se relâcher naturellement pendant 5 minutes, puis relâcher le reste à l'aide d'un dispositif de dégagement rapide. Retirer le couvercle.
4. Bien mélanger et servir.

NUTRIMENTS

- Calories 37
- Lipides 0.5 g
- Carbohydrates 7.4 g
- Sucre 0.9 g
- Protéines 2 g
- Cholestérol 0 mg

9. Chou-fleur Tomate et Aneth

Temps de préparation : 10 minutes
Temps de cuisson : 12 minutes
Portions : 4

INGRÉDIENTS

- 450 gr de fleurons de chou-fleur, hachés
- Une pincée d'aneth frais, haché
- Une petite pincée d'assaisonnement italien
- Une goutte de vinaigre
- 200 gr de tomates en boîte, écrasées
- 240 ml de bouillon de légumes
- Une pincée d'ail émincé
- Poivre
- Sel

PRÉPARATION

1. Versez les ingrédients dans une casserole.
2. Fermer la casserole avec le couvercle et cuire à haute température pendant 12 minutes.
3. Une fois la cuisson terminée, laissez la pression se relâcher naturellement pendant 10 minutes, puis libérez le reste de la pression à l'aide de la détente rapide. Retirer le couvercle.
4. Garnir d'aneth et servir.

NUTRIMENTS

- Calories 47
- Lipides 0.3 g
- Carbohydrates 10 g
- Sucre 5 g
- Protéines 3.1 g
- Cholestérol 0 mg

10. Panais avec Aubergine

Temps de préparation : 10 minutes
Temps de cuisson : 12 minutes
Portions : 4

INGRÉDIENTS

- 2 panais, coupés en tranches
- 200 gr de tomate en boîte, écrasée
- Une petite pincée de cumin moulu
- Une pincée de paprika
- Une pincée d'ail émincé
- 1 aubergine, coupée en morceaux
- Une petite pincée de basilic séché
- Poivre
- Sel

PRÉPARATION

1. Ajouter tous les ingrédients dans l'Instant Pot (ou multicuiseur) et bien mélanger.
2. Fermer la casserole avec le couvercle et cuire à température élevée pendant 12 minutes.
3. Une fois la cuisson terminée, relâchez la pression à l'aide de la libération rapide. Retirez le couvercle.
4. Remuer et servir.

NUTRIMENTS

- Calories 98 0.7 g
- Carbohydrates 23 g
- Sucre 8.8 g
- Protéines 2.8 g
- Cholestérol 0 mg

CHAPTER 12: Volailles

1. Canard au Gingembre

Temps de préparation : 10 minutes
Temps de cuisson : 50 minutes
Portions : 4

INGRÉDIENTS

- 2 grands magrets de canard, désossés et dont la peau est incisée
- 10 ml d'huile d'olive
- Sel et poivre noir au goût
- Une goutte de sauce de poisson
- Une goutte de jus de citron vert
- 1 gousse d'ail, émincée
- 1 piment Serrano, haché
- 1 petite échalote, coupée en tranches
- 1 concombre, coupé en tranches
- 2 mangues, pelées et coupées en tranches
- 15 gr d'origan, haché

PRÉPARATION

1. Faites chauffer une poêle avec l'huile à feu moyen-élevé, ajoutez les magrets de canard côté peau vers le bas et faites-les cuire pendant 5 minutes.
2. Ajouter le zeste d'orange, le sel, le poivre, la sauce de poisson et le reste des ingrédients, porter à frémissement et laisser cuire à feu moyen-doux pendant 45 minutes.
3. Répartir le tout dans des assiettes et servir.

NUTRIMENTS

- Calories 297
- Lipides 9.1
- Fibres 10.2
- Carbohydrates 20.8
- Protéines 16.5

2. Dinde et Sauce aux Canneberges

Temps de préparation : 10 minutes
Temps de cuisson : 50 minutes
Portions : 4

INGRÉDIENTS

- 240 ml de bouillon de poulet
- 10 ml d'huile d'avocat
- 100 ml de sauce aux canneberges
- 1 grosse poitrine de dinde, sans peau, désossée et tranchée
- 1 oignon jaune, grossièrement haché
- Sel et poivre noir au goût

PRÉPARATION

1. Faites chauffer une poêle avec l'huile d'avocat à feu moyen-élevé, ajoutez l'oignon et faites-le sauter pendant 5 minutes.
2. Ajouter la dinde et faire revenir pendant 5 minutes supplémentaires.
3. Ajouter le reste des ingrédients, mélanger, introduire dans le four à 350 degrés F et cuire pendant 40 minutes.

NUTRIMENTS

- Calories 382
- Lipides 12.6
- Fibres 9.6
- Carbohydrates 26.6
- Protéines 17.6

3. **Mélange de Sauge pour Dinde**

Temps de préparation : 10 minutes

Temps de cuisson : 40 minutes

Portions : 4

INGRÉDIENTS

- 1 grosse poitrine de dinde, sans peau, désossée et coupée en gros cubes
- Le jus d'un citron
- 10 ml d'huile d'avocat
- 1 oignon rouge, haché
- Une pincée de sauge, hachée
- 1 gousse d'ail, émincée
- 240 ml de bouillon de poulet

PRÉPARATION

1. Faites chauffer une poêle avec l'huile d'avocat à feu moyen-élevé, ajoutez la dinde et faites-la dorer pendant 3 minutes de chaque côté.
2. Ajouter le reste des ingrédients, porter à ébullition et faire cuire à feu moyen pendant 35 minutes.
3. Répartir le mélange dans des assiettes et servir avec un accompagnement.

NUTRIMENTS

- Calories 382
- Lipides 12.6
- Fibres 9.6
- Carbohydrates 16.6
- Protéines 33.2

4. **Mélange de Dinde et d'Asperges**

Temps de préparation : 10 minutes
Temps de cuisson : 30 minutes
Portions : 4

INGRÉDIENTS

- 1 botte d'asperges, parées et coupées en deux
- 1 grosse poitrine de dinde, sans peau, désossée et coupée en lanières
- Une pincée de basilic séché
- 10 ml d'huile d'olive
- Une pincée de sel et de poivre noir
- 125 ml de sauce tomate
- Une pincée de ciboulette, hachée

PRÉPARATION

1. Faites chauffer une poêle avec l'huile à feu moyen-élevé, ajoutez la dinde et faites-la dorer pendant 4 minutes.
2. Ajouter les asperges et le reste des ingrédients, à l'exception de la ciboulette, porter à ébullition et laisser cuire à feu moyen pendant 25 minutes.
3. Ajouter la ciboulette, répartir le mélange dans les assiettes et servir.

NUTRIMENTS

- Calories 337
- Lipides 21.2
- Fibres 10.2
- Carbohydrates 21.4
- Protéines 17.6

5. **Dinde aux Amandes et aux Herbes**

Temps de préparation : 10 minutes

Temps de cuisson : 40 minutes

Portions : 4

INGRÉDIENTS

- 1 grosse poitrine de dinde, sans peau, désossée et coupée en cubes
- Une goutte d'huile d'olive
- 120 ml de bouillon de poulet
- Une pincée de basilic haché
- Une pincée de romarin haché
- Une pincée d'origan, haché
- Une pincée de persil haché
- 3 gousses d'ail, émincées
- 70 gr d'amandes, grillées et hachées
- 480 gr de tomates coupées en morceaux

PRÉPARATION

1. Faites chauffer une poêle avec l'huile à feu moyen-élevé, ajoutez la dinde et l'ail, et faites-les dorer pendant 5 minutes.
2. Ajouter le bouillon et le reste des ingrédients, porter à ébullition à feu moyen et laisser cuire pendant 35 minutes.
3. Répartir le mélange dans les assiettes et servir.

NUTRIMENTS

- Calories 297
- Lipides 11.2
- Fibres 9.2
- Carbohydrates 19.4
- Protéines 23.6

6. Poulet et Pommes de Terre au Thym

Temps de préparation : 10 minutes

Temps de cuisson : 50 minutes

Portions : 4

INGRÉDIENTS

- Une goutte d'huile d'olive
- 4 gousses d'ail, émincées
- Une pincée de sel et de poivre noir
- Une pincée de thym séché
- 12 petites casseroles de pommes de terre rouges, coupées en deux
- 2 livres de poitrine de poulet, sans peau, désossée et coupée en cubes
- 130 gr d'oignon rouge, tranché
- 180 ml de bouillon de poulet
- Une pincée de basilic haché

PRÉPARATION

1. Dans un plat à four graissé avec l'huile, ajoutez les pommes de terre en cocotte, le poulet et le reste des ingrédients, mélangez un peu, introduisez dans le four et faites cuire à 400 degrés F pendant 50 minutes.
2. Répartissez dans des assiettes et servez.

NUTRIMENTS

- Calories 281
- Lipides 9.2
- Fibres 10.9,
- Carbohydrates 21.6
- Protéines 13.6

7. Dinde, Artichauts et Asperges

Temps de préparation : 10 minutes
Temps de cuisson :
Portions : 4

INGRÉDIENTS

- 2 poitrines de dinde, désossées, sans peau et coupées en deux
- 15 ml d'huile d'olive
- 675 gr d'asperges, parées et coupées en deux
- 240 ml de bouillon de poulet
- Une pincée de sel et de poivre noir
- 170 gr de cœurs d'artichauts en conserve, égouttés
- 40 gr d'olives Kalamata, dénoyautées et tranchées
- 1 échalote, hachée
- 3 gousses d'ail, émincées
- Une poignée d'aneth, haché

PRÉPARATION

1. Chauffez une poêle avec l'huile à feu moyen-élevé, ajoutez la dinde et l'ail, et faites-les dorer pendant 4 minutes de chaque côté.
2. Ajouter les asperges, le bouillon et le reste des ingrédients, sauf l'aneth, porter à ébullition et laisser cuire à feu moyen pendant 20 minutes.
3. Ajouter l'aneth, répartir le mélange dans les assiettes et servir.

NUTRIMENTS

- Calories 291
- Lipides 16
- Fibres 10.3
- Carbohydrates 22.8
- Protéines 34.5

8. Dinde Citronnée et Poignons de Pin

Temps de préparation : 10 minutes

Temps de cuisson : 30 minutes

Portions : 4

INGRÉDIENTS

- 2 poitrines de dinde, désossées, sans peau et coupées en deux
- Une pincée de sel et de poivre noir
- 10 ml d'huile d'avocat
- Le jus de 2 citrons
- Une pincée de romarin haché
- 3 gousses d'ail, émincées
- 33 gr de pignons de pin, hachés
- 240 ml de bouillon de poulet

PRÉPARATION

1. Faites chauffer une poêle avec l'huile à feu moyen-élevé, ajoutez l'ail et la dinde et faites-les dorer pendant 4 minutes de chaque côté.
2. Ajouter le reste des ingrédients, porter à ébullition et faire cuire à feu moyen pendant 20 minutes.
3. Répartir le mélange dans les assiettes et servir avec une salade d'accompagnement.

NUTRIMENTS

- Calories 293
- Lipides 12.4
- Fibres 9.3
- Carbohydrates 17.8
- Protéines 24.5

9. Mélange de Poulet au Yaourt et d'Oignons Rouges

Temps de préparation : 10 minutes

Temps de cuisson : 30 minutes

Portions : 4

INGRÉDIENTS

- 900 gr de poitrine de poulet, sans peau, désossée et tranchée
- 15 ml d'huile d'olive
- 60 gr de yaourt grec
- 2 gousses d'ail, émincées
- Une petite pincée de poudre d'oignon
- Une pincée de sel et de poivre noir
- 4 oignons rouges, coupés en tranches

PRÉPARATION

1. Dans une rôtissoire, mélangez le poulet avec l'huile, le yaourt et les autres ingrédients, introduisez dans le four à 375 degrés F et faites cuire pendant 30 minutes.
2. Répartir le mélange de poulet dans des assiettes et servir chaud.

NUTRIMENTS

- Calories 278
- Lipides 15
- Fibres 9.2
- Carbohydrates 15.1
- Protéines 23.3

CHAPTER 13:

Viande

1. Bœuf Râpé Humide
Temps de préparation : 10 minutes
Temps de cuisson : 20 minutes
Portions : 8
INGRÉDIENTS
- 900 gr de rôti de paleron de bœuf, coupé en morceaux
- Une petite pincée de poivre rouge séché
- Une pincée d'assaisonnement italien
- Une pincée d'ail émincé
- 10 ml de vinaigre
- Boîte de 500 gr de tomates rôties à la flamme
- 75 gr de poivron coupé en morceaux
- 65 gr de carottes coupées en morceaux
- 130 gr d'oignon haché
- Une pincée de sel

PRÉPARATION
1. Ajoutez tous les ingrédients dans la casserole intérieure de l'Instant Pot (ou multicuiseur) et réglez la casserole sur le mode sauté.
2. Fermez la casserole avec le couvercle et faites cuire à température élevée pendant 20 minutes.
3. Une fois la cuisson terminée, relâchez la pression à l'aide de la libération rapide. Retirez le couvercle.
4. Déchiquetez la viande à l'aide d'une fourchette.
5. Bien mélanger et servir.

NUTRIMENTS
- Calories 456 Lipides 32.7 g Carbohydrates 7.7 g
- Sucre 4.1 g Protéines 31 g Cholestérol 118 mg

2. Ragoût de Bœuf copieux

Temps de préparation : 10 minutes
Temps de cuisson : 50 minutes
Portions : 4

INGRÉDIENTS

- 675 gr de steak de bœuf, coupé en dés
- 360 ml de bouillon de bœuf
- Une pincée d'aminé de noix de coco
- Boîte de tomates de 500 gr, hachées
- Une petite pincée de cannelle moulue
- Une pincée de thym séché
- Une pincée de basilic séché
- Une pincée de paprika
- 1 feuille de laurier
- Une pincée d'ail haché
- Une petite pincée de poivre de Cayenne
- 1 branche de céleri, coupée en dés
- 1 carotte coupée en dés
- 1 oignon coupé en dés
- 10 ml d'huile d'olive
- Une petite pincée de poivre
- Une pincée de sel marin

PRÉPARATION

1. Ajouter de l'huile dans l'Instant Pot (ou multicuiseur) et régler la casserole sur le mode sauté.
2. Ajouter le céleri, les carottes, l'oignon et le sel et faire sauter pendant 5 minutes.
3. Ajouter la viande et le reste des ingrédients et bien mélanger le tout.
4. Fermer la casserole avec le couvercle et faire cuire à température élevée pendant 30 minutes.
5. Une fois la cuisson terminée, laisser la pression se relâcher naturellement pendant 10 minutes, puis relâcher le reste à l'aide de l'ouverture rapide. Retirer le couvercle.

6. Déchiqueter la viande à l'aide d'une fourchette. Mettre la casserole en mode sauté et faire cuire pendant 10 minutes. Remuer toutes les 2 ou 3 minutes.
7. Servir et profiter.

NUTRIMENTS

- Calories 435
- Lipides 18.1 g
- Carbohydrates 12.3 g
- Sucre 5.5 g
- Protéines 54.4 g
- Cholestérol 152 mg

3. Poitrine de Bœuf à l'Aneth
Temps de préparation : 10 minutes
Temps de cuisson : 50 minutes
Portions : 4
INGRÉDIENTS

- 1,2 kg de poitrine de bœuf, coupée en cubes
- 600 ml de bouillon de bœuf
- Une pincée d'aneth haché
- 1 branche de céleri, hachée
- 1 oignon émincé
- Une pincée d'ail, émincé
- Poivre
- Sel

PRÉPARATION

1. Ajouter tous les ingrédients dans la casserole intérieure de l'Instant Pot (ou multicuiseur) et bien mélanger.
2. Fermer la casserole avec le couvercle et faire cuire à température élevée pendant 50 minutes.
3. Une fois la cuisson terminée, laissez la pression se relâcher naturellement pendant 10 minutes, puis libérez le reste en utilisant la libération rapide. Retirer le couvercle.
4. Servir et profiter.

NUTRIMENTS

- Calories 556
- Lipides 18.1 g
- Carbohydrates 4.3 g
- Sucre 1.3 g
- Protéines 88.5 g
- Cholestérol 253 mg

4. Ragoût de Bœuf Savoureux

Temps de préparation : 10 minutes Coo
Temps de cuisson : 30 minutes
Portions : 4

INGRÉDIENTS

- 1,2 kg de rôti de bœuf, coupé en morceaux
- 240 ml de bouillon de bœuf
- 115 ml de vinaigre balsamique
- Une goutte de miel
- Une petite pincée de flocons de piment rouge
- Une pincée d'ail émincé
- Poivre
- Sel

PRÉPARATION

1. Ajouter tous les ingrédients dans la casserole intérieure de l'Instant Pot (ou multicuiseur) et bien mélanger.
2. Fermer la casserole avec le couvercle et faire cuire à température élevée pendant 30 minutes.
3. Une fois la cuisson terminée, laissez la pression se relâcher naturellement. Retirer le couvercle.
4. Bien mélanger et servir.

NUTRIMENTS

- Calories 562
- Lipides 18.1 g
- Carbohydrates 5.7 g
- Sucre 4.6 g
- Protéines 87.4 g
- Cholestérol 253 mg

5. Pain de Viande

Temps de préparation : 10 minutes
Temps de cuisson : 35 minutes
Portions : 6

INGRÉDIENTS

- 900 gr de bœuf haché
- 2 œufs, légèrement battus
- Une petite pincée de basilic séché
- 15 ml d'huile d'olive
- Une petite pincée de sauge séchée
- Une pincée de persil séché
- Une pincée d'origan
- Une pincée de thym
- Une pincée de romarin
- Poivre
- Sel

PRÉPARATION

1. Verser 360 ml d'eau dans l'Instant Pot (ou multicuiseur), puis placer le dessous de plat dans la casserole.
2. Vaporisez le moule à pain avec un spray de cuisson.
3. Ajouter tous les ingrédients dans le bol de mélange et mélanger jusqu'à ce qu'ils soient bien combinés.
4. Transférer le mélange de viande dans le moule à pain préparé et placer le moule à pain sur le dessus du dessous de plat dans la casserole.
5. Fermer la casserole avec le couvercle et faire cuire à température élevée pendant 35 minutes.
6. Une fois la cuisson terminée, laisser la pression se relâcher naturellement pendant 10 minutes, puis relâcher le reste à l'aide de l'ouverture rapide. Retirez le couvercle.
7. Servir et profiter.

NUTRIMENTS

- Calories 365 Lipides 18 g
- Carbohydrates 0.7 g Sucre 0.1 g
- Protéines 47.8 g Cholestérol 190 mg

6. Bœuf Bourguignon Savoureux

Temps de préparation : 10 minutes
Temps de cuisson : 20 minutes
Portions : 4

INGRÉDIENTS

- 675 gr de rôti de paleron de bœuf, coupé en morceaux
- 160 ml de bouillon de bœuf
- Une pincée de thym frais
- 1 feuille de laurier
- Une pincée d'ail émincé
- 226 gr de champignons, coupés en tranches
- Une goutte de pâte de tomate
- 160 ml de vin rouge sec
- 1 oignon, coupé en tranches
- 4 carottes, coupées en morceaux
- Une goutte d'huile d'olive
- Poivre
- Sel

PRÉPARATION

1. Ajouter de l'huile dans l'Instant Pot (ou multicuiseur) et régler la casserole sur le mode sauté.
2. Ajouter la viande et la faire sauter jusqu'à ce qu'elle soit brune. Ajouter l'oignon et le faire sauter jusqu'à ce qu'il soit ramolli.
3. Ajouter le reste des ingrédients et bien mélanger.
4. Fermer la casserole avec le couvercle et cuire à haute température pendant 12 minutes.
5. Une fois la cuisson terminée, laisser la pression se relâcher naturellement. Retirer le couvercle.
6. Bien mélanger et servir.

NUTRIMENTS

- Calories 744 Lipides 51.3 g
- Carbohydrates 14.5 g Sucre 6.5 g
- Protéines 48.1 g Cholestérol 175 mg

7. Délicieux Bœuf au Chili

Temps de préparation : 10 minutes
Temps de cuisson : 35 minutes
Portions : 8

INGRÉDIENTS

- 900 gr de bœuf haché
- Une goutte d'huile d'olive
- Une pincée d'ail émincé
- 1 petit oignon, haché
- Une pincée de poudre de chili
- Une pincée d'origan
- Une pincée de thym
- Boîte de tomates de 875 gr, écrasées
- 480 ml de bouillon de bœuf
- 2 carottes, coupées en morceaux
- 3 pommes de terre douces, pelées et coupées en cubes
- Poivre
- Sel

PRÉPARATION

1. Ajouter de l'huile dans l'Instant Pot (ou multicuiseur) et régler la casserole sur le mode sauté.
2. Ajoutez la viande et faites-la cuire jusqu'à ce qu'elle soit brune.
3. Ajouter le reste des ingrédients et bien mélanger.
4. Fermer la casserole avec le couvercle et cuire à température élevée pendant 35 minutes.
5. Une fois la cuisson terminée, laisser la pression se relâcher naturellement. Retirer le couvercle.
6. Bien mélanger et servir.

NUTRIMENTS

- Calories 302
- Lipides 8.2 g
- Carbohydrates 19.2 g
- Sucre 4.8 g
- Protéines 37.1 g
- Cholestérol 101 mg

8. Bœuf Crémeux au Romarin

Temps de préparation : 10 minutes

Temps de cuisson : 40 minutes

Portions : 4

INGRÉDIENTS

- 900 gr de viande à ragoût de bœuf, coupée en cubes
- Une pincée de persil frais, haché
- Une pincée d'ail émincé
- Une petite pincée de romarin séché
- Une pincée de poudre de chili
- 240 ml de bouillon de bœuf
- 230 gr de crème épaisse
- 1 oignon haché
- Une goutte d'huile d'olive
- Poivre
- Sel

PRÉPARATION

1. Ajouter de l'huile dans l'Instant Pot (ou multicuiseur) et régler la casserole sur le mode sauté.
2. Ajouter le romarin, l'ail, l'oignon et la poudre de chili et faire sauter pendant 5 minutes.
3. Ajoutez la viande et faites-la cuire pendant 5 minutes.
4. Ajouter le reste des ingrédients et bien mélanger.
5. Fermer la casserole avec le couvercle et cuire à température élevée pendant 30 minutes.
6. Une fois la cuisson terminée, laisser la pression se relâcher naturellement pendant 10 minutes, puis relâcher le reste à l'aide d'un système d'ouverture rapide. Retirer le couvercle.
7. Servir et profiter.

NUTRIMENTS

- Calories 574
- Lipides 29 g
- Carbohydrates 4.3 g
- Sucre 1.3 g
- Protéines 70.6 g
- Cholestérol 244 mg

9. Bœuf Epice au Chili Verde
Temps de préparation : 10 minutes
 Temps de cuisson : 23 minutes
Portions : 2
INGRÉDIENTS

- 230 gr de viande à ragoût de bœuf, coupée en cubes
- Une petite pincée de poudre de chili
- Une goutte d'huile d'olive
- 240 ml de bouillon de poulet
- 1 poivron Serrano, haché
- Une pincée d'ail émincé
- 1 petit oignon, haché
- 40 gr de tomates raisin, hachées
- 40 gr de tomatilles, hachées
- Poivre
- Sel

PRÉPARATION

1. Ajouter de l'huile dans l'Instant Pot (ou multicuiseur) et régler la casserole sur le mode sauté.
2. Ajoutez l'ail et l'oignon et faites-les sauter pendant 3 minutes.
3. Ajouter le reste des ingrédients et bien mélanger.
4. Fermer la casserole avec le couvercle et cuire à haute température pendant 20 minutes.
5. Une fois la cuisson terminée, laisser la pression se relâcher naturellement. Retirer le couvercle.
6. Bien mélanger et servir.

NUTRIMENTS

- Calories 317
- Lipides 15.1 g
- Carbohydrates 6.4 g
- Sucre 2.6 g
- Protéines 37.8 g
- Cholestérol 101 mg

10. Rôti de Bœuf aux Carottes et aux Champignons

Temps de préparation : 10 minutes
Temps de cuisson : 40 minutes
Portions : 4

INGRÉDIENTS

- 675 gr de rôti de bœuf
- Une pincée de paprika
- Une petite pincée de romarin séché
- Une pincée d'ail émincé
- 230 gr de champignons, coupés en tranches
- 120 ml de bouillon de poulet
- 2 carottes, coupées en tranches
- Poivre
- Sel

PRÉPARATION

1. Ajouter tous les ingrédients dans la casserole intérieure de l'Instant Pot (ou multicuiseur) et bien mélanger.
2. Fermer la casserole avec le couvercle et cuire à haute température pendant 40 minutes.
3. Une fois la cuisson terminée, laissez la pression s'échapper naturellement pendant 10 minutes, puis libérez le reste de la pression à l'aide de l'ouverture rapide. Retirer le couvercle.
4. Couper en tranches et servir.

NUTRIMENTS

- Calories 345
- Lipides 10.9 g
- Carbohydrates 5.6 g
- Sucre 2.6 g
- Protéines 53.8 g
- Cholestérol 152 mg

CHAPTER 14:

Casse-Croûte

1. Trempette de Haricots Pinto à l'Ail

Temps de préparation : 10 minutes
Temps de cuisson : 43 minutes
Portions : 6
INGRÉDIENTS

- 180 gr de haricots Pinto secs, rincés
- Une petite pincée de cumin
- 125 ml de salsa
- 2 gousses d'ail
- 2 poivrons chicasserolele en sauce adobo
- 1,2 l de bouillon de légumes
- Poivre
- Sel

PRÉPARATION

1. Ajouter les haricots, le bouillon, l'ail et les poivrons chicasserolele dans l'Instant Pot (ou multicuiseur).
2. Fermer la casserole avec le couvercle et faire cuire à température élevée pendant 43 minutes.
3. Une fois la cuisson terminée, relâchez la pression à l'aide de la libération rapide. Retirez le couvercle.
4. Bien égoutter les haricots et réserver 120 ml de bouillon.
5. Transférer les haricots, la réserve de bouillon et le reste des ingrédients dans le robot culinaire et mélanger jusqu'à l'obtention d'un mélange homogène.
6. Servir et profiter.

NUTRIMENTS

- Calories 129 Lipides 0.9 g Carbohydrates 23 g
- Sucre 1.9 g Protéines 8 g Cholestérol 2 mg

2. Trempette Crémeuse aux Aubergines

Temps de préparation : 10 minutes
Temps de cuisson : 20 minutes
Portions : 4

INGRÉDIENTS

- 1 aubergine
- Une petite pincée de paprika
- Une goutte d'huile d'olive
- Une goutte de jus de citron vert frais
- Une goutte de tahini
- 1 gousse d'ail
- 240 ml d'eau
- Poivre
- Sel

PRÉPARATION

1. Ajouter l'eau et l'aubergine dans l'Instant Pot (ou multicuiseur).
2. Fermez la casserole avec le couvercle, sélectionnez la fonction manuelle et réglez la minuterie pour 20 minutes.
3. Une fois la cuisson terminée, relâchez la pression à l'aide de la libération rapide. Retirez le couvercle.
4. Égoutter l'aubergine et la laisser refroidir.
5. Une fois l'aubergine refroidie, retirer la peau de l'aubergine et transférer la chair de l'aubergine dans le robot culinaire.
6. Ajouter le reste des ingrédients dans le robot et mélanger jusqu'à obtenir une texture lisse.
7. Servir et profiter.

NUTRIMENTS

- Calories 108
- Lipides 7.8 g
- Carbohydrates 9.7 g
- Sucre 3.7 g
- Protéines 2.5 g
- Cholestérol 0 mg

3. Houmous de Pois Chiches au Piment

Temps de préparation : 10 minutes

Temps de cuisson : 25 minutes

Portions : 4

INGRÉDIENTS

- 90 gr de pois chiches secs, trempés toute la nuit et égouttés
- Une pincée de cumin moulu
- 35 gr de jalapenos, coupés en dés
- 30 gr de coriandre fraîche
- Une goutte de tahini
- 80 ml d'huile d'olive
- Poivre
- Sel

PRÉPARATION

1. Ajouter les pois chiches dans l'Instant Pot (ou multicuiseur) et couvrir de bouillon de légumes.
2. Fermer la casserole avec le couvercle et cuire à température élevée pendant 25 minutes.
3. Une fois la cuisson terminée, laisser la pression se relâcher naturellement. Retirer le couvercle.
4. Bien égoutter les pois chiches et les transférer dans le robot culinaire avec le reste des ingrédients et les traiter jusqu'à ce qu'ils soient lisses.
5. Servir et profiter.

NUTRIMENTS

- Calories 425
- Lipides 30.4 g
- Carbohydrates 31.8 g
- Sucre 5.6 g
- Protéines 10.5 g
- Cholestérol 0 mg

4. Savoureuse Trempette aux Haricots Noirs

Temps de préparation : 10 minutes
Temps de cuisson : 18 minutes
Portions : 6

INGRÉDIENTS

- 340 gr de haricots noirs secs, trempés toute la nuit et égouttés
- 135 gr de fromage râpé
- Une pincée d'origan séché
- Une pincée de poudre de chili
- 320 gr de tomates coupées en morceaux
- 10 ml d'huile d'olive
- Une pincée d'ail, émincé
- 1 oignon moyen, tranché
- 960 ml de bouillon de légumes
- Poivre
- Sel

PRÉPARATION

1. Ajouter tous les ingrédients sauf le fromage dans l'Instant Pot (ou multicuiseur).
2. Fermer la casserole avec le couvercle et faire cuire à température élevée pendant 18 minutes.
3. Une fois la cuisson terminée, laisser la pression se relâcher naturellement. Retirer le couvercle. Égoutter l'excès d'eau.
4. Ajouter le fromage et remuer jusqu'à ce que le fromage soit fondu.
5. Mixer le mélange de haricots à l'aide d'un mélangeur à immersion jusqu'à ce qu'il soit lisse.
6. Servir et profiter.

NUTRIMENTS

- Calories 402 Lipides 15.3 g
- Carbohydrates 46.6 g
- Sucre 4.4 g
- Protéines 22.2 g
- Cholestérol 30 mg

5. Trempette Salutaire de Haricots Rouges

Temps de préparation : 10 minutes
Temps de cuisson : 10 minutes
 Portions : 6

INGRÉDIENTS

- 170 gr de haricots rouges secs, trempés toute la nuit et égouttés
- Une goutte de jus de citron frais
- 10 ml d'eau
- 120 ml de yaourt à la noix de coco
- 1 gousse d'ail rôti
- Une goutte d'huile d'olive
- Une petite pincée de cayenne
- Une pincée de persil séché
- Poivre
- Sel

PRÉPARATION

1. Ajouter les haricots trempés et 420 ml d'eau dans l'Instant Pot (ou multicuiseur).
2. Fermer la casserole à l'aide du couvercle et faire cuire à température élevée pendant 10 minutes.
3. Une fois la cuisson terminée, laisser la pression se relâcher naturellement. Retirer le couvercle.
4. Bien égoutter les haricots et les transférer dans le robot culinaire.
5. Ajouter le reste des ingrédients dans le robot et mélanger jusqu'à obtenir une consistance lisse.
6. Servir et profiter.

NUTRIMENTS

- Calories 136
- Lipides 3.2 g
- Carbohydrates 20 g
- Sucre 2.1 g
- Protéines 7.7 g
- Cholestérol 0 mg

CHAPTER 15:

Desserts & Fruit

1. Compote de Pommes à la Vanille

Temps de préparation : 10 minutes
Temps de cuisson : 15 minutes
Portions : 6

INGRÉDIENTS

- 450 gr de pommes, évidées et coupées en cubes
- Une pincée de vanille
- 150 gr de Sucre de noix de coco
- 240 ml d'eau
- 10 ml de jus de citron vert frais

PRÉPARATION

1. Fermer la casserole à l'aide du couvercle et faire cuire à température élevée pendant 15 minutes.
2. Une fois la cuisson terminée, laisser la pression se relâcher naturellement pendant 10 minutes, puis relâcher le reste en utilisant la détente rapide. Retirer le couvercle.
3. Remuer et servir.

NUTRIMENTS

- Calories 76
- Lipides 0.2 g
- Carbohydrates 19.1 g
- Sucre 11.9 g
- Protéines 0.5 g
- Cholestérol 0 mg

2. Mélange Pommes-Dattes

Temps de préparation : 10 minutes
Temps de cuisson : 15 minutes
Portions : 4

INGRÉDIENTS

- 4 pommes, évidées et coupées en morceaux
- Une pincée de vanille
- Une pincée de cannelle
- 110 gr de dattes dénoyautées
- 340 ml de jus de pomme

PRÉPARATION

1. Fermer la casserole à l'aide du couvercle et faire cuire à température élevée pendant 15 minutes.
2. Une fois la cuisson terminée, laisser la pression se relâcher naturellement pendant 10 minutes, puis relâcher le reste en utilisant la détente rapide. Retirer le couvercle.
3. Remuer et servir.

NUTRIMENTS

- Calories 226
- Lipides 0.6 g
- Carbohydrates 58.6 g
- Sucre 46.4 g
- Protéines 1.3 g
- Cholestérol 0 mg

3. Pudding de Riz au Chocolat

Temps de préparation : 10 minutes
Temps de cuisson : 20 minutes
Portions : 4

INGRÉDIENTS

- 250 gr de riz
- 43 gr de chocolat noir, haché
- Une pincée de vanille
- 75 gr de beurre de noix de coco
- Une pincée de stévia liquide
- 600 ml de lait d'amande

PRÉPARATION

1. Fermer la casserole à l'aide du couvercle et faire cuire à température élevée pendant 20 minutes.
2. Une fois la cuisson terminée, laisser la pression se relâcher naturellement. Retirer le couvercle.
3. Bien mélanger et servir.

NUTRIMENTS

- Calories 632
- Lipides 39.9 g
- Carbohydrates 63.5 g
- Sucre 12.5 g
- Protéines 8.6 g
- Cholestérol 2 mg

4. Soupe de Raisins

Temps de préparation : 10 minutes
Temps de cuisson : 15 minutes
Portions : 4

INGRÉDIENTS

- 160 gr de raisins, coupés en deux
- Une pincée de vanille
- Une goutte de jus de citron frais
- Une goutte de miel
- 450 gr de rhubarbe, hachée
- 480 ml d'eau

PRÉPARATION

1. Fermer la casserole à l'aide du couvercle et faire cuire à température élevée pendant 15 minutes.
2. Une fois la cuisson terminée, laisser la pression se relâcher naturellement pendant 10 minutes, puis relâcher le reste à l'aide d'un dispositif de dégagement rapide. Retirer le couvercle.
3. Remuer et servir.

NUTRIMENTS

- Calories 48
- Lipides 0.2 g
- Carbohydrates 11.3 g
- Sucre 8.9 g
- Protéines 0.7 g
- Cholestérol 0 mg

5. Riz au Chocolat

Temps de préparation : 10 minutes
Temps de cuisson : 20 minutes
Portions : 4

INGRÉDIENTS

- 200 gr de riz
- Une pincée de poudre de cacao
- 10 ml de sirop d'érable
- 480 ml de lait d'amande

PRÉPARATION

1. Ajouter tous les ingrédients dans la casserole intérieure de l'Instant Pot (ou multicuiseur) et bien mélanger.
2. Fermer la casserole avec le couvercle et cuire à haute température pendant 20 minutes.
3. Une fois la cuisson terminée, laissez la pression s'évacuer naturellement pendant 10 minutes, puis libérez le reste en utilisant la libération rapide. Retirer le couvercle.
4. Remuer et servir.

NUTRIMENTS

- Calories 474
- Lipides 29.1 g
- Carbohydrates 51.1 g
- Sucre 10 g
- Protéines 6.3 g
- Cholestérol 0 mg

Conclusion

Le régime méditerranéen est plus que ce que vous mangez, c'est un mode de vie. Ce régime reflète la véritable définition de ce que devrait être un régime alimentaire. Il encourage la consommation d'aliments sains et nutritifs, tout en soulignant l'importance de l'activité physique et du temps passé avec les personnes qui nous sont chères. Le régime méditerranéen fait l'objet d'études depuis des décennies, et chaque fois, il semble qu'un nouvel avantage de ce régime soit mis en évidence.

Bien que des études confirment les avantages du régime méditerranéen, et bien qu'il ait été revu d'innombrables fois et testé sur diverses personnes avec des complications variables, il n'est pas encore devenu le mode de vie standard dans le monde entier.

Ce qu'il faut faire, c'est adopter une nouvelle façon d'envisager la nourriture et les repas. Notre monde actuel met l'accent sur le fait de travailler plus dur et plus longtemps, ce qui signifie qu'il reste peu de temps pour apprécier les repas. Si nous pouvions changer notre point de vue pour voir que la nourriture que nous mangeons est ce qui nous rend plus efficaces et productifs, alors nous pourrions changer notre façon de manger plus efficacement.

Le régime méditerranéen prend en compte plusieurs aspects de ce que signifie la "santé". Il se concentre non seulement sur ce que vous mangez, mais aussi sur la façon dont vous mangez, les personnes avec qui vous mangez et les activités que vous faites entre les repas. Chacun de ces éléments peut contribuer à une meilleure santé et à une vie plus pleine. Lorsque nous manquons de l'une de ces composantes, nous avons tendance à souffrir d'une mauvaise santé, de fatigue, de dépression, etc. Le régime méditerranéen a d'abord été étudié pour ses bienfaits sur la santé cardiaque, mais il est clair aujourd'hui que le mode de vie méditerranéen traditionnel des années 1950 était plus qu'un simple plan de santé cardiaque.

Les changements peuvent se faire par petites étapes, car même le plus petit changement pour passer à un régime plus méditerranéen peut avoir un tourbillon d'avantages. Vous avez appris à remplacer les aliments malsains que vous aviez l'habitude de consommer par des aliments sains et riches en nutriments.

Vous comprenez maintenant mieux que ce régime ne consiste pas seulement à perdre du poids. Ce n'est pas un régime qui vous permet de manger votre poids en pâtes, ou de boire des quantités égales de vin rouge. Il a montré que vous pouvez utiliser la nourriture comme une forme de médecine naturelle pour réduire et éliminer le risque de nombreux problèmes de santé graves. Vous avez appris comment votre alimentation affecte directement la façon dont votre corps fonctionne, et lorsqu'il est privé des nutriments dont il a besoin, il ne pourra pas fonctionner correctement.

Maintenant que vous disposez de toutes ces informations sur la manière de maintenir et d'atteindre une santé optimale, c'est à vous de décider. Allez-vous continuer à choisir une vie où les aliments que vous consommez vous conduisent sur la voie de la maladie et de la souffrance évitable ? Ou allez-vous faire le changement maintenant pour vivre votre vie et être la version la plus saine et la plus heureuse de vous-même ? Tout ce que vous avez à faire, c'est de commencer par un petit changement, puis de continuer. Une fois que vous aurez commencé à voir les avantages de ce petit choix, vous serez impatient d'en essayer d'autres, et bientôt vous vivrez un style de vie méditerranéen qui sera beaucoup plus satisfaisant.

Merci d'avoir lu ce guide.
Si vous le souhaitez, visitez le site où vous avez acheté ce
manuel et écrivez une petite critique.
Votre opinion est importante pour moi et aidera d'autres
lecteurs à décider s'ils doivent lire ce livre.

Merci